1 MONTH OF
FREE
READING

at

www.ForgottenBooks.com

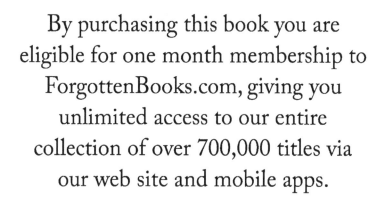

By purchasing this book you are eligible for one month membership to ForgottenBooks.com, giving you unlimited access to our entire collection of over 700,000 titles via our web site and mobile apps.

To claim your free month visit:
www.forgottenbooks.com/free359838

ISBN 978-0-483-15828-3
PIBN 10359838

Versuch

einer

vollständigen systematischen

Geschichte

der

galvánischen Electricität

und

ihrer medicinischen Anwendung.

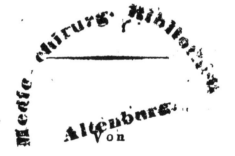

Von

Dr. Friedrich Ludwig Augustin.

Berlin,

in der Felischischen Buchhandlung,

1803.

Vorrede.

Bei der günstigen Aufnahme, die meiner vor anderthalb Jahren erschienenen Abhandlung „vom Galvanismus und dessen medicinischer Anwendung" zu Theil ward, darf ich mir vielleicht von der gegenwärtigen gänzlichen Umarbeitung derselben um so mehr dasselbe versprechen, je mehr ich bemüht war, ihr so viel Vollständigkeit zu geben, als unsere jetzige Kenntnifs dieses Gegenstandes gewährt. Sie enthält, wie man aus dem Inhalte ersehen kann, nicht blos das Historische der Bearbeitung der Lehre von der galvanischen Electricität, sondern eine möglichst vollständige. gedrängte systematische Zusammenstellung alles Wissenswürdigen und bis jetzt Bekannten über dieselbe. Daher fürchte ich eben so wenig, mit andern Werken über die Geschichte des Galvanismus zu collidiren, als es mir zum Tadel gereichen kann, wenn ich irgend eine unbedeutende Abhandlung entweder geflissentlich übergangen oder übersehen haben sollte, sobald ich nur meinen erwähnten Zweck größtentheils erreicht zu haben mir schmeicheln darf.

Die Veranlassung zu jener frühern Abhandlung fand ich in dem mir damals mitgetheilten Wunsche mehrerer Aerzte, eine genügende Nachricht von demjenigen zu erhalten, was Physiker und Aerzte über den medicinischen Gebrauch der galvanischen Electricität beobachtet hatten, und in meiner eigenen Bekanntschaft mit dem Gegenstande selbst, die sich auf mehrjähriges Studium der hieher gehörigen Schriften und auf eigne Versuche und Beobachtungen gründete. Was ich in derselben aufstellte, waren theils theoretische Beweise für die nützliche Anwendung der galvanischen Electricität in Krankheiten, theils eine kurze Geschichte der in Rücksicht auf die galvanische Electri-

cität gemachten Entdeckungen, theils endlich
Vorschläge, wie man die galvanische Electricität in Krankheiten anwenden könne, wobei ich mich in denen Puncten, wo ich aus
Erfahrung sprach, auf eigene, nicht auf fremde Beobachtungen verlassen konnte. Hiedurch belehrt, hielt ich es für Pflicht, an
mehreren Stellen gegen die übertriebenen
Gerüchte zu protestiren, welche der Hang
zum Wunderbaren in öffentlichen Blättern
über die Wirkung der galvanischen Electricität gegen Krankheiten verbreitete, und denen bis dahin keiner widersprochen hatte.

Ungeachtet es nun hiebei auf keine
Weise meine Absicht seyn konnte, irgend
Jemand zu kränken, ich auch sowohl in meiner Ueberzeugung als in dem Urtheile mehrerer achtungswerther Männer keinen Grund
fand, weshalb ich durch jene Schrift zu irgend einer Unzufriedenheit Anlaſs zu geben
befürchten durfte, so muſste ich doch zu
meinem Befremden bemerken, daſs ich mich
hierin geirrt hatte. Hr. Dr. Grapengie-

fser, der sich zu eben der Zeit mit Versuchen über die Einwirkung der galvanischen
Electricität beschäftigt hatte, fand für gut,
meiner Schrift eine ganz andere Tendenz
unterzuschieben, als ich mir bei ihrer Anfer-
tigung gedacht hatte, nämlich die Absicht,
eine Beschreibung der bei seinen Versuchen
angewandten Methode zu liefern.

Ohne zu untersuchen, in wiefern etwa die,
den einfachen Conductoren nachstehende, Application gewisser Bandagen den Namen einer Methode verdiene, kann ich zur Wi-
derlegung dieser mir untergeschobenen Absicht nur versichern, dafs es mir nie eingefallen ist, die sogenannte Methode des Hrn.
Grapengiefser zu schildern und dafs ich
dieselbe, wenn ich sie auch gekannt hätte,
nicht erwähnt haben würde, theils weil ich
mich im historischen Theile meiner Schrift
blos an das bereits öffentlich Bekannte und
Bewährte halten und auf das, was ich vom
Hörensagen hatte, keine Rücksicht nehmen
konnte, theils und hauptsächlich, weil es

mir nie einfiel, dem Hrn. Grapengiefser in der eignen versprochenen Bekanntmachung seiner Methoden vorzugreifen.

Des letzten Umstandes wegen hielt ich es auch für unnöthig, Hrn. Gr. selbst um seine Methode zu befragen, welches mir jetzt um so angenehmer ist, da ich sehe, wie leicht es derselbe mit der Beschuldigung eines an ihm begangenen Plagiats nimmt. — Da ich insonderheit die Instrumente des Hrn. Gr. nie gesehen hatte, so befremdete mich vorzüglich die so ganz aus der Luft gegriffene Beschuldigung in der Vorrede seiner Schrift, als hätte ich seine durch einen dritten (Hrn. Heymann) geliehenen Instrumente abbilden lassen. Ich befragte daher diesen um den vermuthlichen Ursprung dieser Unwahrheit, und erfuhr, dafs er einst ein Instrument vom Hrn. Gr. geliehen habe, um für einen auswärtigen Arzt danach arbeiten zu lassen, aus welchem Umstande demnach durch eine seltene Ideencombination des Hrn. Gr. jene ungegründete Beschuldigung

entstand. Zwar ist der Zusammenhang dieser Sache Hrn. Gr. bereits von gedachtem
Hrn. H. schriftlich erklärt. Sollte dieses
aber nicht hinreichend seyn, so will ich
zum Beweise gegen seine ohne Beweis
aufgestellte Behauptung auf das Zeugnifs
des Mechanikus Zacharias hieselbst provoci-
ren, mit welchem ich die zweckmäfsigste
Einrichtung der zur Application der galvanischen Electricität damals bequem geschie-
nenen Instrumente überlegte, und welcher
dem Kupferstecher von jedem eine anschau-
liche Idee machte. — So wenig dies fürs
Publikum gehört, so sehr fühle ich mich
dennoch durch Hrn. Gr. erstes Verfahren
gezwungen, das wahre Verhältnifs dieser
Sache kürzlich darzulegen, und hoffe demnach, dafs man bei meiner Versicherung über
die eigentliche Tendenz jener Abhandlung
auch meine Protestation gegen sein über dieselbe gefälltes Urtheil ganz billig finden
werde. Denn wenn es nie meine Absicht
war eine Beschreibung der sogenannten Me-

thode des **Hrn. Gr.** zu liefern, so kann diese
weder richtig noch unrichtig ausgefallen seyn
und das Anathem über jede vor der seinigen
erschienene Schrift vom Galvanismus d a r u m
auszusprechen, weil sie noch keine Beschreibung seiner Methode enthält, wird Hrn. Gr.
doch wohl nicht beifallen. Einige einzelne
Erinnerungen, welche Hr. Gr. in der Schrift
selbst als Gründe für sein Urtheil aufzustellen scheint (bei denen es leider oft heifsen
kann: si acuisses etc.) wird man in gegenwärtiger Schrift nach Verdienst gewürdigt
finden.

Was die von mir angenommene Benennung, galvanische Electricität, betrifft, so
glaube ich, wird man dieselbe gerechtfertigt
finden, wenn man auf der einen Seite die
von Volta u. a. erwiesene Identität zwischen
der galvanischen und der vorher bekannten
Electricität, auf der andern hingegen auch das
Verdienst Galvani's um die Entdeckung dieser ihrer besondern Erregungsart bedenkt.
Der letztere hielt den Metallreiz selbst nicht

einmal für ein neues Wesen, und der Name Galvanismus war der unpassenste für denselben. Doch, in verbis simus faciles, wenn es uns nur gelingen möchte, tiefer in die Natur der Sache zu dringen.

Was die medicinische Anwendung der galvanischen sowohl als der durch Reibung erzeugten Electricität betrifft, so glaube ich dreist behaupten zu können, dass es uns eigentlich so lange gänzlich an einer rationellen Bestimmu g derselben und ihrer Principien fehlen wird, als wir nicht tiefer in die bei Krankheiten vorfallenden Mischungsveränderungen sowohl, als in die Kenntnis der der electrischen Thätigkeit zum Grunde liegenden Stoffe eindringen. Blinde Versuche können und werden zwar zufällige Aufschlüsse gewähren, aber bestimmte und gegründete Indicationen kann und wird der Arzt nur aus der allgemeinen Physik sowohl als der des Menschenkörpers insbesondere schöpfen. Geschrieben im November 1802.

Verbesserung.

Seite 14 Anm. *) füge hinzu: Sulzers Theorie der angenehmen und unangenehmen Empfindungen in der Sammlung vermischter Schriften zur Beförderung der schönen Wissenschaften und freien Künste, 1r Bd. 1s St. Berl. 1762 S. 82., auch in Sulzers vermischten Schriften, Leipz. 1773 8. S. 57.

I n h a l t.

Einleitung.

Es ist eine dem Physiologen längst bekannte Wahrheit, dafs die mannigfaltigen Erscheinungen, welche sich im thierjschen und vorzüglich im menschlichen Körper ereignen, nicht blofs nach den gewöhnlichen Gesetzen der Mechanik und Hydraulik, wie sie in der todten Natur statt finden, erklärt werden können, sondern dafs das Leben in einer höchst zusammengesetzten Wirksamkeit gewisser Stoffe bestehe, welche durch ihre abwechselnden Verbindungen und Zersetzungen, die Fortdauer desselben erhalten, Ernährung und Wachsthum des Körpers befördern und überhaupt alle diejenigen Phaenomene, welche der Organismus dem aufmerksamen Forscher darbietet, veranlassen. Durch diese höchst

A

zusammengesetzte Wirksamkeit gröberer und
feinerer Stoffe, einem animalisch - chemischen
Processe ganz eigner Art, wird der thierische
Körper gegen alle Eingriffe der Gährung und
der Fäulnifs, als Gesetze, welche in der töd-
ten Natur durchgängig statt finden, vollkommen geschützt, insonderheit aber der mensch-
liche Körper geschickt gemacht, eine Reihe
von Jahren den Einwirkungen der äufsern
ihn, umgebenden Gegenstände so zu wider-
stehen, dafs diese ihm anstatt zu schaden im
Gegentheil zn nothwendigen Reizen und zur
Unterhaltung seines Lebens dienen müssen.
Höchst wahrscheinlich ist es daher auch,
dafs bei diesem Wechsel der Mischungsver-
hältnisse, der von dem in der unorganischen
Natur vorgehenden so sehr verschieden ist,
Stoffe ganz eigner und feinerer Art wirksam
sind, die zur Erhaltung des Lebens das meiste beitragen, und durch ihr Verhältnifs zu
einander den gegenwärtigen Zustand des organischen Körpers bestimmten. Denn ist ihr
Verhältnifs zu einander normal, wird ihre
gehörige Mischung durch nichts gestört, über-
wiegt keiner derselben die übrigen in ihrer
gehörigen Proportion, so gehen alle Functio-
nen des Körpers ihrem Zweck gemäfs mit
Leichtigkeit vor sich und der Organismus
ist gesund. Wird hingegen, was bei der

so grofsen Mannigfaltigkeit ihrer Verbindungen und vorzüglich bei der verschiedenen
oft nachtheiligen Einwirkung äufserer Gegenstände auf diese leicht geschehen kann, jener Normal-Zustand im Verhältnisse der feinern Bestandtheile des Körpers gestört, so
müssen hieraus auch Unordnungen in den
natürlichen Verrichtungen entstehen, die wir
unter dem allgemeinen Namen der innerlichen Krankheiten begreifen, deren Wesen
und nächste Ursache wir aber nicht genau
kennen, weil uns schon die feinern zum Leben wirksamen Stoffe selbst, und ihre Verbindungen unter einander gröfstentheils un-
bekannt sind, daher wir uns hier begnügen
müssen, aus den in die Augen fallenden Wirkungen auf jene Störungen selbst zurückzu-
gehen und z. B. aus denen bei der Entzün-
dung sich ereignenden Zufallen auf schnel-
lere Mischungsveränderungen der Lebens-
stoffe zu schliefsen. Wir halten uns daher
an den Zustand der Erregung, d. h. an den
jedesmal vorhandenen Grad der stärkern oder
schwächern Rückwirkung des im Körper
wahrnehmbaren Vermögens der Erregbarkeit
und schliefsen von der mehreren oder mindern Heftigkeit dieser Reaction auf Beschleunigung oder Aufenthalt in den erwähnten
animalisch-chemischen Processen.

Es giebt eine Menge von Krankheiten,
bei denen wir, ohne, irgend, eine, sinnlich-
wahrnehmbare Ursache entdecken zu können, die heftigsten Störungen in den Verrichtungen der wichtigsten Organe des menschlichen Körpers, den Organen des Empfin-
dungs- und Bewegungsvermögens, beobachten, so daſs diese entweder mit zu groſser
Heftigkeit und Stärke oder nur schwach und
unvollkommen vor sich gehen, oder wohl
gar in einem Theile gänzlich unterdrückt
sind. Will der Arzt disse Zufälle heben, so
muſs er Mittel besitzen, welche auf die der
Erregbarkeit zum Grunde liegenden feinern
in den Nerven thätigen Stoffe unmittelbar
zu wirken, ihre zu groſse Beweglichkeit zu
besänftigen, ihre verminderte Thätigkeit zu be-
leben oder ihre gänzlich verlohrene Wirksamkeit wieder herzustellen vermögen. Die
zu diesem Behuf empfohlenen innerlichen
Mittel wirken zunächst auf die Nerven des
Magens und vermittelst dieser auf die ge-
sammte Erregbarkeit des Körpers ohne ihre
Wirksamkeit auf einzelne mit irgend einer
Krankheit dieser Art behaftete Organe ein-
zuschränken, sind also, wenige ausgenommen,
bei örtlichen Fehlern in der Erregung einzelner Organe unwirksamer, als bei allgemeinen, dahingegen die äuſserlich anzuwen-

denden pharmacevtischen Mittel ihre Wirksamkeit nur auf die äufsere Oberfläche der
Haut und die zunächst darunter gelegenen
Theile beschränken, keineswegs aber auf die
tiefen und gröfsern Nervenstämme erstrek-
ken. Daher schien es den Aerzten jederzeit
eine Sache von der gröfsten Wichtigkeit zu
seyn, Mittel zu entdecken, von deren tieferer
Einwirkung und unmittelbarem Einflusse auf
die Nerven man sich wegen ihrer Analogie
mit jenen feinern im Organismus thätigen
Stoffen gröfsern Erfolg versprechen dürfte.
Hippocrates empfahl zu diesem Behuf
das Feuer und erklärte die Krankheiten,
welche dieses nicht heilen könnte, für un-
heilbar *). Paracelsus rühmte sich, ein
solches Mittel im Magnet gefunden zu haben **), und im letztverflossenen Jahrhun-
dert suchte und entdeckte man in der Electricität ein vorzügliches Heilmittel dieser
Art, welches Fridr. Pivati, Nollet und
Kratzenstein zuerst und nach ihnen sehr
viele Aerzte mit gutem Erfolg anwandten.

---

*) Quaecunque non sanant medicamenta, ea fer-
rum sanat. Quae ferrum non sanat, ea ignis sanat.
Quae ignis non sanat, ea incurabilia putare oportet.
Aphor. VI. sect. VIII.

**) Philosophiae Theophrasti Paracelsi Tract III.
s. dess. Werke von Hufer Tom. I. pag. 313. u. a. a. O.

Unstreitig hat auch nächst dem Wärmestoff,
dem mächtigsten, eindringendsten und noth-
wendigsten Reizmittel unsers Körpers, das
Princip der Electricität an dem Mechanismus der Empfindungen und Muskelbewegungen den gröfsten Antheil. Die Analogie,
welche zwischen den Wirkungen der Electricität und den Aeufserungen der Nervenkraft statt findet, ist so auffallend und wich-
tig, dafs mehrere Physiologen aus Gründen behaupteten, der Nervensaft oder das in den Nerven Wirksame sei electrischer Beschaffenheit.*)
Wenigstens gehört sehr wahrscheinlich zur Totalsumme des zum Leben nothwendigen Incitaments auch ein gewisser Vorrath von ei-
genthümlicher sowohl als Luftelectricität.
Die Schwere und Mattigkeit, welche wir
bei trübem Himmel oder schwüler Luft
empfinden, und welche offenbar eine erlit-
tene Veränderung der Gewalt des Incitaments
anzeigen, rührt unstreitig davon her, dafs
der Organismus einen Theil von seiner eignen Electricität verliert, welche den Gesetzen des Gleichgewichts folgend an die
Luft übergeht; denn das Electrometer zeigt
bei bewölktem Himmel, grofser Hitze und

---

*) M. s. z. B. Kühn in seiner Geschichte der
Electricität. Zweiter Bd. S. 25 flg.

während des Regnens immer die schwächste Electricität, dahingegen bei ganz hellen Tagen die Luft einen Ueberflufs an positiver Electricität enthält. *) Nicht ohne Wahrscheinlichkeit ist Bertholons Behauptung, dafs man die mehresten Krankheiten theils vom Ueberflufs, theils vom Mangel der athmosphärischen Electricität ableiten könne, ja dafs nach einer gewissen Wechselbeziehung zwischen dem Mondwechsel und der athmosphärischen Electricität die Menge und Energie dieser letztern eben so von den Veränderungen des Mondes abhange als die übrigen Witterungsveränderungen in Hinsicht der Temperatur und Luftdichtigkeit, und dafs z. B. die häufigen Rückfälle der Fieber von der veränder. n. Electricitätssumme der Athmosphäre und ihrem veränderten Einflufs auf den Körper entstünden. Mit vieler Zuversicht konnte man also in der Electricität ein Mittel zu finden hoffen, durch dessen künstliche Anwendung die Totalsumme der Erregung im organischen Körper vermehrt, und durch dessen Entziehung (wenn anders die bisher dazu angewandten Methoden **) hin-

---

*) S. Cavallo treatise on Electricity Vol. II. pag. 42. v. Humboldt Versuch uber die chemische Zerlegung des Luftkreises. Braunschw. 1799.

**) S. vom negativen electrischen Bade in Kühns Geschichte der Electr. Zweiter Bd. S. 91.

reichend wären) sie vermindert werden' könn-.
te, Man versuchte sie, daher auf mancherlei Art, und die trefflichen Wirkungen derselben in einzelnen Fällen entsprachen vollkommen der Erwartung, die man von ihr
hegte *).

' . Um die Electricität 'zur Behandlung, und
Heilung der Krankheiten anzuwenden, bediente man sich vorzüglich folgender Methoden: 1) Des electrischen Bades, 2) des Funken-

---

*) Unstreitig mufs man zu den glücklichen Ku-
ren durch die Elektricität auch diejenigen rechnen,
welche man von den perkinschen Nadeln und dem
Magnete rühmt. Denn die Wirkungsart jener ist
theils mechanisch, theils aber auch electrisch, da Me-
tallnadeln als die starksten Electricitätsleiter die Electricität der schmerzenden Theile entweder zuführen
oder ableiten und die Erscheinungen des Magnetismus sind in so vielen Stucken mit denen der Electricität übereinstimmend, dafs man sie auch fur gleichwirkend halten mufs. Ich beziehe mich hier auf
Schellings scharfsinnige Untersuchungen (f. vor-
zügl. dessen Zeitschr. fur speculative Physik zweit.
Bd. zw. Heft §. 68—89) auf von Arnims, Ludikens
(s. Gilberts Annalen der Physik IV Bds 4 St.) und vorzüglich Ritters (s. dess. Beitr. zur nahern Kentnifs
des Galvanism. zw. Bd. erst. St. S. 55—165) Versuche
und Entdeckungen. Die letztern errichteten aus vielen kleinen Magnetstangen eine Art voltaischer Batterie, deren Wirkung auf ein in die Kette gebrachtes
Wasser in Ansehung der Luftentwickelung dem Electromotor oder der voltaischen Säule fast gleich kam.
Auch der thierische Magnetismus beruht wahrscheinlich auf einem Uebergang der Electricität aus
einem Körper in den andern, da die Metalle eine so
grofse Wirkung auf die magnetisirten Personen äufsern. s. Heinecke vom thier. Magnetismus.

ziehens, 3) der Erschütterungen und 4) des
Einströmens. — Das electrische Bad besteht
in einer Anhäufung der Electricität im isolirten Körper, aus welchem man alsdann auf
den kranken Theilen Funken ziehen kann.
Bei der Erschütterung wird die Electricität,
die man in der kleistischen Flasche angehäuft hat, in einem Augenblicke durch die
Theile hindurchgeführt, welche man ihren
Wirkungen unterwerfen will. Das Einströmen besteht in einem sanften und ununter-
brochnen Strom der electrischen Materie
durch die leidenden Theile. Cávallo war
der erste, welcher die letztere Methode vorzüglich empfahl und durch glückliche Erfahrungen bewies, daſs der auf diese Art bewirkte Umlauf der Electricität durch die
kranken Theile das kräftigste Heilmittel sei.
Man leitet hiebei entweder die Electricität
von dem Conductor der Electrisirmaschine
durch einen Drath nach dem zu electrisirenden Gliede hin und auf der andern Seite
desselben durch einen spitzen Metallstab hin-
aus, oder man läſst sie umgekehrt durch eine
Metallspitze einströmen, und durch einen
Drath hinausleiten. In beiden Fällen kann
nur durch einen starken Strom der Electricität etwas ausgerichtet werden, daher auch
Cavallo selbst anrieth, sich bei dieser Ope-

ration nur einer grofsen, kräftigen Maschine
zu bedienen, durch welche ein mächtiger
Strom freier Electricität ununterbrochen erzeugt und erhalten werde. Alsdann sei diese
Methode den vorher angezeigten an Wirksamkeit und Heilkraft weit überlegen. Da
aber selbst bei der gröfsten Electrisirmaschine höchst wahrscheinlich der Strom nicht
anhaltend und stark genug ist, dafs man davon eine beträchtliche Wirkung erwarten
dürfte, so kommt es darauf an, einen Apparat zu erhalten, durch den wir das fortdauernde Einströmen der Electricität gehörig
erhalten und befördern könnten, in welc'²m
also eine ununterbrochene Erzeugung einer
grofsen Quantität derselben statt fände. Dafs
dieses bei der galvanischen Electricität und
vorzüglich bei der Wirkung des Electromotors oder der voltaischen Säule, deren Ladung sich augenblicklich wieder herstellt,
statt finde, hat Volta, wie ich im Folgenden
zeigen werde, bewiesen, und hierin liegt der
Grund, warum man mit Recht von der medicinischen Anwendung der galvanischen
Electricität mehr Nutzen erwarten konnte,
und wirklich beobachtete als von der wie
bisher durch Reibung erzeugten Electricität.
Es mufs also die Kenntnifs derselben ein
doppeltes Interesse für den Arzt haben, da

sich ihm aufser dem subjectiven Gewinn der
Erweiterung des menschlichen Wissens hierin
noch ein Mittel darzubieten scheint, von dem
er die Erleichterung und Heilung vielfältiger und tief verborgener Krankheiten, welche
den übrigen bekannten Waffen der Arznei-
kunst widerstanden, hoffen darf.

Geschichte des Galvanismus.

Die Geschichte des Galvanismus schliefst sich unmittelbar an die der Electricität an oder bildet vielmehr nur einen Theil derselben, da sie die Entstehung und die Fortschritte unserer Kenntnifs einzelner electrischer Phänomene und denselben entsprechender Theorien angiebt. Ich müfste also in diesem Abschnitt die Geschichte der Electricitätslehre vortragen, wenn ich nicht theils die Kenntnifs derselben voraussetzen dürfte, theils auf wichtige und vollständige Quellen derselben verweisen könnte. *) Ich begnüge mich daher, nur kürzlich zu wiederhohlen, dafs die Kenntnisse der Physiker von der

---

*) Jos. Priestley Geschichte der Electricitat übersetzt von Krünitz. Beil. 1772. 4. Kuhn's Geschichte der medic. und physicalischen Electricitat. 2 Thle. Leipz. 1783. Imhof was hat die Arzneikunde von den Bemuhungen für die Anwendung der Electricitat auf Kranke gewonnen. Munchen 1796. 4.

Electricität noch' im Anfange des achtzehn-
ten Jahrhunderts blos auf zwei Erscheinungen, auf die Attraction und Repulsion be-
schränkt waren, daſs Dufay *) zuerst durch
seine Annahme der zweierlei Arten von Electricität, der Harz- und Glaselectricitat, den
Grund zu beständigen Gesetzen bestimmte,
denen diese Erscheinungen unterworfen sind,
daſs Franklin **) in der Folge seine Theorie von der Einheit der Electricität und ihren blos in der Quantität verschiedenen Modificationen, der positiven und negativen Electricität aufstellte, der sich alle die so sehr
vervielfältigten, Erscheinungen, selbst die
Wirkung der (1745 erfundenen) kleistischen
Flasche glücklich anpassen lieſsen, daſs Ae-
pinus ***) den vollständigen Beweis für sie
lieferte, indem er sie dem Calcul unterwarf
und vermittelst der Analysis zu den Erscheinungen gelangte, welche Volta so glücklich
auf den Condensator und Electrophor ange-

---

*) Mémoires de l'academie royale des sc. de Pa-
ris an 1733. C. de Cisternay du Fay Versuche
und Abhandlungen von der Electricitat der Körper.
Erfurt 1745.

**) Franklin new experiments and observations
on Electricity made at Philadelphia 1770.

***) Dessen verschiedene Abhandlungen über die
Electricitat s. in Krünitz Verzeichnisse der Schriften uber die Electr. S. 14-16.

wandt. hat, dafs Coulomb das Gesetz der
electrischen Attraction und Repulsion durch
genaue Versuche bestimmte, welches sich an
das Gesetz des Magnetismus anschliefst und
das nämliche ist, wonach sich die Anziehung
der Himmelskörper richtet, und dafs endlich
die galvanischen Phaenomene erschienen, deren Geschichte wir unserm Zwecke gemäfs
genauer und umständlicher verfolgen müssen.

Will man die Entstehung einer Wissenschaft nicht von der ersten zusammenhängenden Theorie derselben an rechnen (wie
es doch wohl der Begriff einer Wissenschaft eigentlich erforderte), sondern von
der ersten Entdeckung irgend eines Phäno-
mens, welches einige Aufklärungen über dieselbe geben könnte, so müfste man den Ursprung der Lehre vom Galvanismus weiter
als gewöhnlich hinaussetzen. Denn schon
in einer im Jahre 1767 erschienenen Schrift
des berühmten Sulzers *) findet man bereits eine Beobachtung, welche beweist, dafs
die Wirkungen heterogener Metalle auf einander und auf unsere Organe, welche man
jetzt der galvanischen Electricität zuschreibt,

---

*) Nouvelle Théorie des plaisirs. pag. 115.

nicht unbemerkt blieben. Es wird daselbst
nämlich erwähnt, dafs wenn man eine Blei-
platte auf die Zunge und eine Silberplatte
unter derselben lege, man bei der Vereinigung beider Platten einen eigenen sauern
Geschmack empfinde. — Diese Bemerkung
hätte allerdings zu fernern wichtigen Beobachtungen Anlafs geben können. Allein auch
hier zeigte es sich, dafs jede wichtige Natur-
erscheinung nur dann fruchtbar an wichtigen Folgen und nützlichen Resultaten zum
Behuf der Wissenschaft werden kann, wenn
sie einem unterrichteten und aufmerksamen
Beobachter aufstöfst, der das Neue, Interes-
sante und Folgereiche derselben einsieht;
denn jene Beobachtung Sulzers blieb un-
benutzt und ein Zufall anderer Art leitete
den Geist der Naturforscher im letzten Jahr-
zehend erst auf die weitere Untersuchung
eines so wichtigen Gegenstandes.
Aloysius Galvani, damals Professor
der Arzneikunde zu Bologna, zergliederte im
Jahre 1791 einen Frosch in einem Zimmer,
worin sich zugleich einige andere Personen
mit electrischen Versuchen beschäftigten. In
dem Augenblicke, da er einen Nerven des
Frosches mit seinem Scalpell berührte, zog
jemand einen Funken aus einer entfernten
electrischen Kette und sogleich ward der

ganze Körper des Frosches convulsivisch zu-
sammengezogen. Galvani nahm wahr, dafs
dieses Zusammenziehen allemal statt fand,
wenn er das Scalpell an der Klinge hielt
und die Nerven damit berührte, während er
mit der andern Hand den Körper des Frosches fafste, oder wenn der Nerv mit einem
andern guten bis zum Boden reichénden
Leiter in Verbindung stand, — dafs es hingegen ausblieb, wenn er sein Messer am knö-
chernen Griff, als einem schlechten Electricitätsleiter, fafste, oder sonst den Nerven isolirte. Diese Erscheinungen, welche unstreitig in dem aufgehobenen Gleichgewicht zwischen den beiden Electricitäten der leitenden Körper und in der plötzlichen Herstellung des Gleichgewichts durch das Funken-
ziehen ihren Grund hatten, schrieb Galvani
zuerst der Einwirkung der Luftelectricität
zu und suchte dem zu Folge durch mehrere
Versuche die Einwirkung der athmosphärischen Electricität auf die thierische Reizbarkeit zu erforschen. Zu diesem Behuf liefs
er einen in den Rückgrad eines Frosches ge-
senkten Drath von seinem Hause herab, setzte
zugleich einen andern im Boden befestigten
Drath mit den Füfsen des Frosches in Verbindung und sah, dafs, sobald die Athmosphäre viel Electricität zeigte oder es blitzte,

starke Zuckungen im Frosche entstanden.
Einst da er, um diese Versuche fortzusetzen,
mehrere präparirte Frösche vermittelst metallener Hakchen an dem eisernen Gitter
vor seinem Hause aufgehangen hatte und
zufällig die metallenen Häkchen an das Gitter drückte, erfolgten schnelle Contractionen,
die in diesem Falle mit der Luftelectricität
offenbar in keiner Verbindung standen. Bei
wiederhohlten Versuchen, welche Galvani
hierauf auch im Zimmer anstellte, überzeugte
er sich endlich, dafs jene convulsivische Bewegungen ohne alle künstliche Electricität
erfolgten, wenn er nur zwischen die Muskeln der Thiere und den zu ihnen gehenden
Nerven vermittelst zweier heterogener Metalle, die sich auf einem Puncte berührten,
eine leitende Verbindung hervorbrachte, dafs
also Zückungen entstanden, sobald entblöfste
Nerven oder Muskeln mit zweierlei zusam-
menstofsenden Metallen berührt wurden, die
aber sogleich aufhörten, wenn idioelectrische
Körper, z. B. Glas, Harz, Seide, Oel, sich in
dem leitenden Verbindungsbogen befanden.
Eben so wie die Metalle, jedoch mit ungleich
geringerer Heftigkeit bewirkten auch andere
Leiter Zuckungen, z. B. Holz, ferner animalische Theile, als Muskelfibern, Knorpel,
Nerven, Knochen und frische Haut, endlich

selbst Flüssigkeiten, z. B. Wasser, Blut, Lymphe und Urin, welche er in gekrümmten Röhren zwischen die Organe brachte.

Aus diesen auffallenden Erscheinungen folgerte nun Galvani etwas übereilt, es müsse in dem Thiere eine electrische Materie verborgen liegen, die sich in den Muskeln und Nerven am deutlichsten zeige und von welcher alle Muskelbewegungen des thierischen Körpers abhangen; und da in der Folge die nämlichen Versuche mit Säugethieren und Vögeln eben so, wie mit allen kaltblütigen Thieren auch die nämlichen Erscheinungen gaben, so glaubte Galvani dadurch überzeugend bewiesen zu haben, dafs in jedem Thierkorper sowohl positive als negative Electricität angehäuft sei, welche er unter dem Namen der thierischen Electricität begriff. Den Bau der Muskelfaser verglich er deswegen mit der sogenannten Leidner Flasche, welche inwendig negativ-electrisch sei, und den positiven Conductor mit dem Nerven, der die electrische Materie aus dem Gehirne zufuhre. *)

Bei so frappanten Thatsachen, als Gal-

---

*) Aloysii Galvani de viribus electricitatis in motu musculari Comment. Bonon. 1791. übersetzt nebst einigen Schriften der Herren Valli, Carminati und Volta, von Mayer. Prag 1793.

Vani über die von ihm sogenannte thierische Electricität bekannt machte, konnte es
nicht fehlen, dafs mehrere Aerzte und Naturforscher diesen Gegenstand mit Eifer er-
griffen und diese Phaenomene, welche zur
Aufklärung vieler Erscheinungen der thierischen Oekonomie zu fuhren schienen, und
deren Bedingungen durch mannigfaltige Versuche zu erläutern suchten. Eusebio Valli zu Pisa wiederhohlte die Versuche gleich
nach Galvani's Entdeckung und noch in
demselben Jahre, bestätigte sie durch viel-
faltige Versuche an Eidexen, Fischen, Vögeln,
Hunden und Katzen, zeigte, dafs selbst das
Opium und andere betäubende Dinge auf das
Gehirn der Thiere angebracht, keineswegs
die Receptivität gegen den Galvanismus zu
schwächen im Stande seien und erweiterte
die Kenntnifs dieser Phänomene dadurch,
dafs er durch eine vielfache Verbindung mehrerer Frösche gleichsam eine grofse Kette darstellte. in der er durch den galvanischen
Versuch Zuckungen in allen hervorbrachte,
bei denen der Electrometer auch freie Electricität zeigte. Auch er hielt diese Erscheinungen für Wirkungen einer besondern, den
thierischen Theilen inhärirenden Electricitat.*)

*) Lettera del Dottore Eusebio Valli sull' Elet-

B 2

Mit diesem zugleich erweiterte auch
Alex. Volta, damals Professor zu Pavia,
welchem die Theorie der Electricität schon
zuvor so viel zu danken hatte, die galvanische Entdeckung. Er bewies die zur Hervorbringung der erwähnten Phänomene nothwendige Heterogeneität der Leiter und ihre
Einwirkung auch auf einzelne Theile aller
Thierklassen (gewisse Insekten und Würmer
als Regenwürmer, Blutigel, Schnecken, Au-
stern und einige Raupen ausgenommen). Er
zeigte durch Versuche an unpräparirten Fröschen, dafs die Entblöfsung der Nerven und
Muskeln nicht durchaus nöthig sei, und dafs
der Galvanismus wichtigen Einflufs auf die
Sinnorgane habe, indem er theils die oben
(S. 15.) angeführte bereits länger bekannte,
aber wieder in Vergessenheit gerathene Einwirkung zweier heterogener Metalle auf die
Geschmacksorgane wieder auffand, theils
die Entdeckung machte, dafs ein an den

tricita animale. Pavia 1792. Esprit des Journaux 1792.
Novembre, auch im Journal de Physique und Grens
Journal der Physik Bd. VI. 3tes Heft S. 382—402.
Jahrgang 1792. Aufklärungen der Arzneiwissenschaft
aus den neuesten Entdeckungen in der Physik und
Chemie von Hufeland und Gottling. I u. II. St.
Sämmtliche Abhandlungen des Valli, gesammelt in
einem grofsern englischen Werke: Experiments on
animal electricity with their application to physiolo-
gy by Euseb. Valli. Lond. 1794.

Augapfel geklebtes Stückchen Staniol mit
einer im Munde gehaltenen Goldmünze, durch
einen leitenden Drath in Verbindung gebracht, die Erscheinung eines Blitzes verursache. — In der Erklärung von diesen Erscheinungen aber wich Volta in sofern von
den beiden erstern ab, daſs er zuerst behauptete: der Muskelreiz, den man anfanglich
für den Haupttheil dieser Erscheinung hielt,
und von einer den Muskeln inhärirenden
eignen Art der Electricität ableitete, sei weiter nichts als eine electrische Wirkung, welche durch die wechselseitige Berührung der
Metalle, die den erregenden Bogen bildeten,
hervorgebracht würde, und der thierische
Bogen, d. h. die in der wirksamen galvanischen Kette befindlichen gereizten Theile des
Thieres, diene bei diesen Versuchen nur dazu, jenes Agens aufzunehmen und bemerk-
bar zu machen, sei aber gar nicht geschickt
es zu erzeugen. Seitdem bemühte sich
Volta fortdauernd, in seiner Theorie alle
Erscheinungen auf eine einzige zurückzufüh-
ren, deren Wirklichkeit jetzt vollkömmen
bestätigt ist, nämlich auf die Entwickelung
der metallischen Electricität durch die gegenseitige Berührung von Metallen. *) Diese

*)S. Volta's Abhandlungen über die thierische

so wie alle ihnen gleichwirkende Körper, zu
denen, wie Volta zuerst entdeckte, die Holzkohle vorzuglich gehört, nannte man daher
Excitatoren des Galvanismus.

In Deutschland wurden diese Versuche
zuerst von Dr. J. F. Ackermann in Mainz *),
Prof. Fr. Albr. Gren in Halle **) und Ed-
mund Jos. Schmuck in Manheim ***) wiederhohlt, die, sich ebenfalls von der Wichtigkeit und Wahrheit dieser Entdeckungen
überzeugten, von den Folgerungen aber, die
Galvani aus den Thatsachen gezogen und von
den Erklärungen, die er davon fur die Physiologie gezogen, gänzlich abwichen. Gren
behauptete, dafs es noch zu früh sei, aus
den bis dahin bekannten Thatsachen schon
physiologische Erklärungen zu ziehen und
verwarf den Namen: thierische Electricität,
da er auf eine Ursache leite, deren Existenz
nicht bewiesen sei. — Die Herren Proff.

Electricität im Giornale Fisico-medico del Sign. Brugnatelli. 1792 Alexander Volta's Schriften
uber die thierische Electricität, aus dem Ital. von Dr.,
Joh. Mayr Prag 1793. Grens Journal der Phys.
Bd. VIII. S. 303.

    *) Salzb. medic. chirurg. Zeitung. 1. Bd. 1792. S.
289 folg.

    **) Dess. Journal der Physik, VIter Bd. 3tes Hft.
S. 402 bis 410. Jahrg. 1792.

    ***) Schmuck Beiträge zur nähern Kenntnifs der
thierischen Electricität. 1792.

Reil, Forster, Klügel und Weber,
welche in Gemeinschaft mit Gren im Jahre
1792 die galvanischen Versuche zu Halle anstellten, fanden, dafs Zink und Silber sich
unter allen Metallen am besten zur Erregung der Muskelbewegung schicke, und
glaubten so wenig auf eine besondere thierische Electricität schliefsen zu müssen, dafs
sie vielmehr die durch Berührung verschiedener Metalle erregte Electricität, als den
Reiz für die dagegen äufserst empfindlichen
Muskeln betrachteten. Als ein für die Geschichte des Galvanismus vorzüglich wichti-
ger Umstand verdient hier noch angemerkt
zu werden, dafs man schon im Jahre 1792
auf die Verstärkung der galvanischen Action
durch die Vermehrung ihrer Bedingungen
dachte, und durch die Versuche hierüber der
Erfindung der nachmals sogenannten voltaischen Säule sehr nahe kam. In einem Briefe
von Robison an Fowler vom 28sten Mai
1792 in der unten anzuführenden Fowler-
schen Schrift heifst es S. 178 der deutschen
Uebesetzung: „Ich hatte eine Anzahl von
„Zinkstücken von der Gröfse eines Schillings
„gemacht, und sie in eine Rolle von eben
„soviel Schillingen gebracht. Ich finde dafs
„diese Abwechselung in einigen Umständen
„den Reiz beträchtlich vermehrt, und hoffe

„aus irgend einem solchen Grunde eine noch
„gröfsere Verstärkung hervorzubringen. Wenn
„die Seite der Rolle an die Zunge gebracht
„wird, so dafs alle Stücke von ihr berührt
„werden, so ist der Reitz sehr stark und un-
„angenehm.‟

Dr. Sömmering und Dr. Behrends
in Mainz untersuchten die Einwirkung des
Galvanismus auf die Nerven des Herzens,
und fanden, dafs die galvanische Belegung
der zum Herzen gehenden Nerven keine
Veränderung in seiner Bewegung hervorbringe, wodurch sie ihre Theorie von der
Verschiedenheit der Reitzbarkeit und der
Nervenkraft, und vom Mangel der Herzner-
ven zu unterstützen suchten. *) (eine Bemerkung, die Volta bei Wiederhohlung der
Versuche nachher bestätigte, zugleich aber
erwies, dafs das galvanische Reitzmittel an
den Fleischfibern des Herzens unmittelbar
angebracht, allerdings wirksam sei **).
Bisher hatten die mehresten derjenigen, welche

---

*) Behrends Diff. qua demonstratur cor nervis
carere. Mogunt, 1792.

**) Voltas neue Abhandlung über die thierische
Électricität in Briefen an Abbe Ant. Marin. Vasalli
Prof. zu Turin aus dem Giornale fisico-medico (1794).
übersetzt in Grens neuem Journal. Bd II. S. 141.
Jahrg. 1795.

die galvanischen Versuche zuerst anstellten,
vorzüglich die italienischen Aerzte, nach Galvani behauptet, daſs das Fluidum nerveum
oder wie man die in den Nerven thätigen
Stoffe nennen will, selbst völlig electrischer
Natur oder einerlei mit der positiven Electricität sei, und nur durch die Berührung
zweier verschiedener Metalle in Thätigkeit
gesetzt werde, und eben daher hatten sie
auch den Namen der thierischen Electricität
für das Princip der galvanischen Erscheinungen beibehalten *).

Eine Streitigkeit, welche die der Theorie des ∙Galvani entgegengesetzte Meinung ʽVolta's von dem Ursachlichen der
beobachteten Erscheinungen nach sich zog,
veranlaſste vielfältige Versuche der Verthei-
diger beider Meinungen. Felix Fontana **)

---

*) Dahin gehören Galvani, Valli, ferner Gio-
vacchino Corradoii (Lettre sopra l'elettricita animale scritte al Sre Felice Fontana Firenz 1793. 8.
Lichtenberg (in Grens Journ. d. Phys. VI Bd. 3s
Heft p. 414 und im göttinger Taschenkalender für
1794 S. 184 flg.) und Kielmayer (Versuche uber die
sogenannte animalische Electricitat in Grens Journ.
der Phys. VIII Bd. 1 St. S. 65) dahingegen Voltá
und Reil gleich Anfangs die galvanischen Erscheinungen mehr fur eine Bereicherung der Electricitätslehre als der Physiologie hielten, und Gren sogar die
Electricitat von aller Wirksamkeit hiebei ausschloſs.

**) Im Giornale fisico-medico per servir di segui-

machte sogar die Identität des Galvanismus, und der Electricität zweifelhaft, und Rich. Fowler *) bewies gegen Valli mit vieler Gründlichkeit, dafs man mit Unrecht die galvänischen Erscheinungen auf Rechnung einer eigenthümlichen Electricität schreibe, ja dafs man wichtige Zweifel gegen die electrische Natur dieser Phaenomene überhaupt aufstellen könne. Gren und Fowler verwarfen daher die Benennung thierische Electricität. Volta **) substituirte ihr den Namen metallische Electricität, und Karl Caspar Creve ***) Prof. zu Mainz und Dr. Klein †) den des

---

ta alla bibliotheca fisica di Europa di Brugnatelli. Tom IV. pag. 131.

*) Experiments and observations relative to the influence lately discovered by Mr Galvani and commonly called animal electricity. Lond. 1793 8. deutsch übersetzt unter dem Titel Al Monro nnd Rich Fowlers Abhandlungen uber die thierische Electricität. Leipz. 1796.

**) Neue Abhandlungen über die thierische Electricität in Briefen an Vafalli in Grens neuem Journal. Bd. II. S. 141. Jahrg. 1793.

***) Beiträge zu Galvani's Versuchen über die Kräfte der thier. Electr. auf die Bewegungen der Muskeln. Frkft. 1792 auch nachher in seiner Schrift: vom Metallreiz einem neuen Prufungsmittel des wahren Todes. Leipz. 1796 8.

†) Diff. de metallorum irritamento ad exploran-

Metallreizes. Creve, der den Galvanismus
auch im luftleeren Raume wirksam fand, er-
öffnete durch die galvanischen Erscheinungen, welche sich nach der Application heterogener Metalle an einem amputirten Fuſse
zeigten, geleitet, zuerst die Aussicht, daſs die
praktische Medicin von diesem mächtigen
Reitzmittel Nutzen ziehen könne, indem er
an einem wirklich verstorbenen Menschen
noch 58, ja 63 Minuten nach dem letzten
Athemzug Zuckungen hervorbrachte, ohngeachtet 25 Minuten nach dem Tode die
mechanischen Reizmittel schon ohne Wirkung blieben. Auch Fowlers Erfahrung
(a. a. O.) daſs man an enthaupteten Fröschen
noch 4 Tage nach ihrem Tode Zuckungen
durch dies Mittel erzeugen könne, und Felix Fontana's Bemerkung, daſs selbst nack-
te Würmer durch die galvanischen Reitzmittel in Zuckungen versetzt werden könnten,
schienen diese Meinung vom Nutzen des
galvanischen Reitzmittels in dieser Hinsicht
zu bestätigen.

Christoph Heinrich Pfaff*), jetzt Prof.

---

dam veram morten. Mogunt 1794 übers. in Grens
neuem Journal der Physik 1 Bd. 1 Heft. S. 36.

*) Diſſ. de electricitate sic dicta animali, Stuttg.
1793 ꝛ. übersetzt und abgekürzt in Grens Journal der
Physik Bd. VIII. S. 396 u. s. w. fortgesetzt und wei-

zu Kiel unterstützte durch wichtige Gründe
und Versuche die Behauptung, daſs der Metallreiz durch Electricität wirke, und widerlegte
Fowlers dagegen aufgestellte Gründe. Zugleich brachte er die wichtige Entdeckung
zur Gewiſsheit, daſs auch andere Körper als
die Metalle, sobald es nur zwei heterogene
Leiter der Electricität sind, den Galvanismus
erregen, daſs ein Metall mit einem feuchten
Schwamme oder feuchtem thierischen Theile
gehörig an die Nerven und Muskeln gebracht,
Zuckungen errege, ferner daſs sich bei verschiedenen Metallen ein Unterschied in den
Zuckungen zeige, so auch je nachdem man
die Kette auf einer oder der andern Seite
schlieſst, und daſs sich durch Umwechseln
dieser Schlieſsungspunkte die scheinbar erlö-
schenden Thätigkeit wieder erwecken lieſse.
Als vorzüglich excitirende Mittel für die
galvanische Thätigkeit sah Pfaff die Metalle
in metallischer und vererzter Gestalt, Kohle
und Reisblei an.

Dahingegen suchten Johann Aldini *),

---

ter ausgeführt in der Abhandlung über thierische
Electricität und Reitzbarkeit, ein Beitr. zu den neuesten Entdeckungen über diese Gegenstande, Leipzig
179ʃ.

*) Aldini de animali electricitate dissertatt duae.
Bonon 1794. 4.

ein Neffe des Galvani und ein ungenann-
ter Verfasser *) die Meinung Galvani's, dafs
bei den erwähnten Erscheinungen keine Electricität durch die Metalle erregt werde, sondern dafs sie in den thierischen Theilen selbst
enthalten sei, zu bestätigen. Mit Galvani
verglichen sie die Muskel mit der kleistischen Flasche, und nahmen, weil sie durch
blofse Berührung des Muskels mit dem Nerven Zuckungen erhielten, im Nerven selbst
und seinem Zellgewebe einen leitenden Bogen an. Die thierische Electricität halten
sie insofern von der gemeinen verschieden,
dafs sie sich durch heterogene Leiter wirksam zeige, dafs sie auch im luftleeren Raume
wirke; dafs sie zu ihrer Wirkung, die unmittelbare Berührung erfordere, ohne vorher
angehäuft zu werden, dafs sie nicht durch
die Flamme geleitet werden könne, und den
Electrometer nicht ändere **). Durch die Be-

---

*) Dell uso e dell attivita del arco conduttore
nelle contrazione dei muscole. Bologna 1794. 8.

**) Dafs sich bei diesen galvanischen Versuchen
dennoch Wirkung auf das Electrometer zeige, bewies Prof. Kuhn schon 1794 durch Versuche mittelst
eines, mit dem de lüosschen Condensator verbundenen, bennetschen Mikroelectrometers (s. etwas uber
die Kuren des Hrn. Grafen von Thun aus physikalischen und medicinischen Gesichtspunkten betrachtet. Leipz. 1794 von Prof. Kuhn).

rührung der Nerven und Muskeln mit Quecksilber, also einem ganz homogenen Metall
(welches aber, wie Volta a. a. O. dagegen
erinnert, durch Einwirkung der Luft Heterogeneität bekommt) und durch die Verbindung des Muskels und Nerven vermittelst
eines feuchten 250' Schuh langen Seils, gelang es dem Aldini Zuckungen hervorzubringen. Eben dies bewirkte Wels durch
Berührung der Muskeln mit einem Metall
und Leitung von diesem zum Nerven durch
seine Hand, wie auch durch einige Feuchtigkeiten als: Wasser, Alcohol, Weinessig
und mineralische Säuren.*).

Im Jahre 1795 trat zuerst Friedrich
Alexander von Humboldt, der glück-
lichste und unermüdeteste Naturforscher
neuerer Zeit mit einigen Resultaten seiner
wichtigen Versuche über den Galvanismus
hervor **). Er bestätigte die eben angeführte
Wirksamkeit der Feuchtigkeiten in der galvanischen Kette, und zeigte, dafs selbst das
Anhauchen eines Metalls dasselbe allein schon
zur Erregung von Zuckungen geschickt mache,

*) Philos. Transact. for the Year 1795 übersetzt
in Grens neuem Journ. der Physik Bd. III S. 441.

**) In Grens neuem Journal der Physik Bd. II.
S. 115.

däfs ein frisches Muskelfleisch, gewisse
Schwammgewächse, vorzuglich Morcheln, ja
selbst Alaun- und Vitriolschiefer mit Metall
verbunden, die Reizung eben so sehr exci-
tiren, als zwei Metalle. Aufserdem zeigte
er durch Erfahrungen, die er an seinem eigenen Körper anstellte, den Einflufs des Galvanismus, und dafs durch denselben nicht
allein schmerzhafte Empfindungen, sondern
auch die stärkste Verderbnifs und Schärfe
der ausgesonderten Lymphe auf der durch
Blasenpflaster entblösten Oberflache, also eine
augenblickliche Veränderung der Absonderung
hervorgebracht werde.

Bei Wiederhohlung dieses schmerzhaf-
ten Versuchs *) legte von Humboldt auf
eine Rückenwunde Silber, und auf die andere Zink, mit welchem ein Eisendrath zu-
sammenhieng, den er weiter durch seinen
Mund zwischen der Oberlippe und dem
obern Zahnfleisch und über die Zunge einer
zweiten Person leitete. Bei der Berührung
des Silbers mit dem Eisendrath empfand er
augenblicklich Schmerz in den verwundeten
Schultern, Blitzschein vor den Augen, und
jene Person einen sauern Geschmack auf der

*) S. Grens neues Journal der Physik. Bd. III.
S. 165 — 184. Jahrg. 1796.

Zunge. Das, besonders für die animalische
Chemie, wichtigste Resultat seiner verschiedenen Versuche aber war der Beweis, dafs
man durch abwechselnde Application der
Alkalien und Säuren an die thierischen
Theile ihre Receptivität gegen den Galvanismus sehr lange erhalten könne; denn hat
man durch lange fortgesetztes Bestreichen
eines Froschnerven mit dem höchst exciti-
renden Alkali und Application der galvanischen Excitatoren Ueberreitzung und indirecte Schwäche hervorgebracht, so kann man
die Erregbarkeit durch Säuren wieder zu-
rückrufen und erhöhen, und diese abwechselnde Depression und Exaltation der thierischen Kräfte mehrmals (nach Michaelis *)
Bemerkung bis zu eilf mal) wiederhohlen.
Dafs man aber auch eben sowohl durch einen electrischen Funken die Reitzbarkeit erwecken könne, ferner dafs der Galvanismus
bei Thieren die auf verschiedene Art erstickt
sind, auch in seiner Einwirkungsart verschieden sei, Erstickung in reinem kohlensauren
Gas aber die Empfänglichkeit gegen denselben ganz unterdrücke, beweisen verschiedene
Ver-

---

*) S. Grens neues Journal der Physik. Bd. IV.
S. 1 — 17.

Versuche englischer und französischer Physiker *).

Alexander Volta unterstützte in den Jahren 1796 und 1797 seine oben erwähnte Meinung von der wahren Natur des Galvanismus durch folgende Resultate später angestellter Versuche. Er fand einen wichtigen Unterschied zwischen der Wirkungsart der Leiter erster Klasse oder der Excitatoren, wozu die Metalle, Erze und Holzkohle gehören, und denen der zweiten Klasse vorzüglich der feuchten Stoffe. Auf diesem Unterschiede beruhe die Bedingung galvanischer Erscheinungen; denn entweder müsse ein Körper der zweiten Klasse zwischen zwei heterogene der ersten, oder ein Körper der ersten Klasse zwischen zwei heterogene der zweiten gebracht werden. Volta zeigte also die Nothwendigkeit dreier verschiedener Leiter zur Bildung der Electricität, welche er einzig für die Grundursach der galvanischen Erscheinungen hielt, weil er bei denselben mit Hülfe seines Condensators und

---

*) s. Abernethy surgical and physical essays Vol. II. Lond. 1796. Deutsch von Kuhn Leipz. 1798. Compte rendu à la classe mathematique et physique de l'institut national des experiences faites en floreal et prairial de l'an V, par la commission nommée pour examiner et verifier les phenomenes du Galvanisme. à Paris an VI.

noch besser des nicholsonschen Duplicators,
+ und — Electricität zu zeigen im Stande
war, ja sogar in der Folge bewies, daſs wenn
man eine isolirte Zinkplatte auf einen Augenblick mit einer ebenfalls isolirten Silberplatte berühre, die Zinkplatte an dem bennetschen Electrometer Zeichen von positiver,
das Silber aber von negativer Electricität
giebt. *)

Eine umfassendere und vollständigere
Kenntniſs als alle seine Vorgänger lieferte
von den galvanischen Erscheinungen Hr. von
Humboldt in seinem 1797 erschienenem
vortrefflichen Werke **) durch die Mannigfaltigkeit seiner Versuche an verschiedenartigen Thieren, und in den verschiedensten
Verbindungen. Er stellte die in der Beschaffenheit des reizenden Bogens liegenden Bedingungen vollständig auf, unter denen Zuk-
kungen an den Thieren bei höherer oder
minderer Reizempfänglichkeit erfolgen und
bestätigte es, daſs Metalle, Kohlen und koh-
lenhaltige Körper vorzüglicher, feuchte und

---

*) s. Grens neues Journal der Phys. Bd. III. Seite
479-481. Bd. IV. S. 107-135. Jahrg. 1795.

**) Versuch über die gereizte Muskel- und Nerven-
faser, nebst Vermuthungen über den chemischen Procéſs
des Lebens in der Thier- und Pflanzenwelt, von Fr.
Al. von Humboldt. Erster Band. Berlin 1797. 8.

befeuchtete Substanzen hingegen weniger zur
Hervorbringung des Reizes dienen. In verschiedenen Gasarten, selbst im kohlensauren
Gas sah er die Reitzung der Muskeln, sich
eben so verhalten als in der athmosphärischen
Luft, die oxygenirten Kochsalzdünste und
das Hydrogen ausgenommen, von denen das
erste excitirend, das andere deprimirend
wirkte. Durch Anbringung der Excitatoren
an den Herzen mehrerer Amphibien und
Fischarten erwies er, daſs die unwillkührli-
chen Muskeln so wie die willkührlichen
der Wirkung des Metallreizes unterworfen
seyen. Er beobachtete, daſs die Wirkung
bei der Berührung heterogener Armaturen
im Schlusse der Kette stärker sei, wenn das
dem Sauerstoff näher verwandte Metall dem
Nerven, das weniger verwandte dem Muskel zugekehrt ist. *) Den Unterschied zwischen Conductoren und Excitatoren verwarf
v. Humboldt, da er fand, daſs alle Körper, die für den Galvanism leitend sind, auch
als Excitatoren desselben wirken, und daſs
alle Körper, welche die Electricität leiten,
auch Leiter des Galvanism sind, mit Aus-
nahme der trocknen Knochen, des luftleeren

C 2

---

*) S. Desselben Buchs Zweit. Bd, Berl. 1799.

Baums, der Lichtflamme und des heifsen Glases, welche er als Argumente gegen die Identität des galvanischen und electrischen Agens bráuchte und deshalb, der von ihm zugegebenen Analogie beider ungeachtet, das Wesen des Galvanismus eher in einer während dem galvanischen Processe vorgehenden chemischen Mischungsveränderung in der sensiblen Faser zu setzen geneigt war. Eine Mischungsveränderung geht bei diesen Phaenomenen offenbar vor, auch erstreckt sie sich unstreitig sowohl durch die Excitatoren der galvanischen Electricität als durch die in den Verbindungsbogen befindlichen thierischen erregbaren Theile, da keine Affection des Empfindungs - und Bewegungs-vermögens ohne Mischungsveränderungen in ihren Organen vorgehen. Dafs diese aber in dem Laufe des Sauerstoffs von einem Metall ins andere durch die thierische Muskeln zu suchen sei, wie Ackermann *) supponirte, konnte nicht bewiesen werden. Daher behaupteten Blumenbach **) und J.

---

*) Versuch einer physischen Darstellung der Lebenskräfte organisirter Körper. Erster Band. Frankfurt 1798. 8.

**) Institutiones physiologiae. Ed. nova. Götting 1798. 8.

W. Ritter *) zu Jena mit Recht, daſs
man über das eigentliche Wesen des Galvanismus und seine Identität oder Verschiedenheit von der Electricität, aus den bis dahin bekannten Beobachtungen noch nichts
gewisses bestimmen könne, sondern sich fortdauernd bemühen müsse, die Bedingungen
zu erforschen, unter welchen das galvanische
Agens thätig ist. Ritter setzte mit Volta
zur ersten Bedingung, für die Herstellung
einer wirksamen galvanischen Kette die wechselseitige Berührung, heterogéner Leiter un-
tereinander fest und zeigte, daſs auſser den
Laugensalzen, Säuern und daraus zusammengesetzten Körpern, auch die Metallkalke, die
Seifen, Zuckerauflösung, Weingeist, die Pflan-
zenextracte, und thierische Flüssigkeiten, als
Milch, Schleim u. s. w. als Excitatoren des
Galvanismus dienen. Er bestätigte v. Humboldts angeführte Behauptung von der Lei-
tungsfähigkeit aller Electricitätsleiter für den
Galvanism, die erwähnten vier Nichtleiter
ausgenommen. Indessen meinte er, es könne
auch in diesen Fällen von Unanalogie das
Product der verschiedenen Behandlungsarten
verschieden seyn, wenn gleich die Ursache

*) Beweis, daſs ein beständiger Galvanismus
den Lebensproceſs in dem Thierreich begleite. Weimar 1798. 8.

bei den Erscheinungen dieselbe sei, daher
diese noch nichts gegen die Identität der
Electricität und des Galvanismus bewiesen.
Er bestimmte, dafs trockne Körper nur dann,
wenn sie mit flüssigen gemischt sind, eine
active Kette bilden, dafs aber jede galvanische Kette unwirksam sei, in der sich zwei
Puncte finden lassen, durch welche zertheilt
sie in zwei Hälften zerfallt, in welche sich
von beiden Seiten gleich grofse Kräfte ent-
gegenstreben. Bei Versuchen, wo die Affec-
tionen des Auges und der Zunge verbunden
werden, bemerkte er die gleichzeitige Ueber-
einstimmung des positiven Lichtzustandes mit
einem alkalischen, und des negativen Lichtzustandes mit einem säuerlichen Geschmack,
so auch eine eigene Empfindung in der Nase vom Zusammenbringen zweier in die beiden Nasenhöhlen gebrachter heterogener Metalle. Aus der Erscheinung, dafs bei der
Armatur mit zwei verschiedenen Metallen
die erste und stärkste Zuckung auf der Seite des dem Sauerstoff am nächsten verwandten Metalls ist, leitete Ritter das Gesetz
ab, dafs die durch zwei heterogene Metalle
bewirkten Actionen sich verhalten, wie ihre
Verwandtschaftsunterschiede für den Säuer-
stoff. Das vorzüglichste Resultat aber, welches Hr. Ritter aus seinen Untersuchungen

zog, war seine durch viele wichtige Gründe
unterstützte Idee, dafs ein jeder Theil des
Körpers als ein System galvanischer Ketten
anzusehen sei, dafs also ein beständiger Galvanismus den animalischen
Lebensprocefs in allen Organen begleite. Folgende Gründe sind es, wodurch
Hr. Ritter diese an wichtigen Folgerungen
so fruchtbare und durch die neuern Versuche mit der voltaischen Säule zu noch mehrerer Wahrscheinlichkeit gebrachte Theorie
unterstützte. Die Verbindung dreier von
einander verschiedener Qualitäten, vorzüglich aus drei verschiedenen thierischen Theilen oder einer Feuchtigkeit und zwei verschiedenen thierischen Theilen, stellt eine
wirksame galvanische Kette dar. Diese Bedingungen werden überall im lebenden thierischen Körper bestimmt, häufig und mannigfaltig erfüllt. Ueberall finden sich in
diesem die erforderlichen drei Heterogenei-
täten, Muskelfaser, Nerven und Flüssigkeiten mancherlei Art, verschiedene Feuchtigkeiten, Verbindungen von Muskeln, Nerven
Gefäfsen, Zellgewebe, Blut u. s. w. mit einander. In allen Theilen des thierischen Körpers findet Wechsel der Materie, Binden und
Trennen von Stoffen statt. Bei jeder Bindung unterscheidet man zwei sich zu ver-

bindende und ein verbundenes, bei jeder Trennung das zu trennende und zwei getrennte, in beiden Fällen drei verschiedene; und mehr fordert der Galvanismus als Bedingung seiner Wirksamkeit nicht. Ein jeder Theil des Körpers, so einfach er auch sein mag, ist demnach anzusehen als ein System unendlich vieler galvanischer Ketten; denn man kann theilen bis ins Unendliche und immer noch werden Theile ähnlich dem Ganzen erscheinen. Solche Systeme treten nun wieder als Glieder in höhere Ketten, diese sind Glieder noch höherer und sofort bis zur größten, die die übrigen alle umfaßt.

Hieraus folgt nun, welche große Analogie zwischen den Erscheinungen des Galvanism und den im organischen Körper zur Unterhaltung des Lebens vorgehenden Veränderungen statt findet und da demnach alles, was in den Körper kommt, auf die Action dieser Kettenverbindungen Einfluß zu haben und z. B. jedes Arzneimittel, worunter so manches ist, dessen Wirkungsweise wir bisher nicht begreifen konnten, durch Aenderungen, die es in den Actionen des Galvanismus im Kettensystem der Thierkörpers hervorbringt, zu wirken scheint, so erhellt hieraus, daß die unmittelbare Commu-

.nication der galvanischen Kettenverbindungen im Thierkörper mit einer andern höchst-
wirksamen aufserhalb desselben, eine wichtigere und wirksame Veränderung in dem
erstern hervorbringen müssen, als jedes andere Mittel. Auf diese Art scheint mir die
Einwirkung des Galvanism auf den Thierkörper am besten erklärt werden zu können.

Eine weitere Ausdehnung der eben angegebenen Ideen des Hrn. Ritter bewog
ihn auch, dieselben auf die unorganische
Natur auszudehnen und den Beweis festzu-
stellen, dafs auch hier jene Thätigkeit wirksam sei, die man galvanische Action, Galvanismus genannt hat. Prof. Creve hätte bereits schon 1796 beobachtet, dafs zwei sich
berührende Metalle einen Theil des Wassers,
in welches sie getaucht werden, in Oxygen
und Hydrogen zersetzen *) und Dr. Ash in
Oxford hatte in eben dem Jahre bemerkt,
dafs eine Zinkplatte auf feuchtes Silber gelegt, einen Rand von Zinkkalk ansetzt, wobei sich Luftblasen von Wasserstoffluft entwickeln **). Diese Versuche wiederhohlte

---

*) s. vorläufige Bekanntmachung der Natur des
Metallreizes entdeckt von Prof. Creve, in der Salzburg. med. chirurg. Zeitung, I. Bd. S. 49. Jahrg. 1796.
**) s. v. Humboldts angeführtes Werk. Erster
Bd. S. 474.

Ritter und dehnte sie weiter aus. Er bemerkte, daſs die Oxydation durch die Wärme merklich beschleunigt werde und so
lange fortdauere, als die Kette geschlossen
war, gerade so wie bei Thieren die Zuckungen so lange fortdauern, als die mit ihnen
verbundene Kette geschlossen bleibt. Der
in einer geschlossenen Kette von Zink, Wiſs-
muth und Wasser, gebildete Zinkkalk war
wesentlich von dem auſser einer Kette erzeugten Zinkkalk verschieden. Das Verbun-
densein eines thierischen Organs mit der Kette
machte in dieser Rücksicht keinen Unterschied, das in der Kette mit eingeschlossene
Wasser dünstete stärker aus als gleichviel
freistehendes Wasser. Zwei verbundene ganz
gleiche Metallstangen aus Zink und Wiſs-
muth wurden in eine warme concentrirte
Auflösung von Mineralalkali gestellt und
sogleich setzten sich bei der Abkühlung derselben die Krystalle häufig und strahlenför-
mig um den Zink allein an, dahingegen an
zwei gleichen Metallstangen, die abgesondert
in einer solchen Auflösung standen, an beiden gleich viel Krystalle sich angelegt hatten. Hieraus schlieſst Ritter mit Recht
die allgemeine Ausbreitung der galvanischen
Einwirkung. „Das Thierreich und die todte
Natur, sagt er, liefern nach den bisherigen

Erfahrungen gemeinschaftliche Resultate, auch das Pflanzenreich wird sich von der Sphäre des Galvanismus nicht ausschliefsen lassen. *) Alle galvanische Action wird identisch erscheinen. Das Grundgesetz für die Bedingungen der Möglichkeit galvanischer Action ist aufser der Heterogeneität der Individuen noch vorzüglich Heterogeneität der Klassen der Individuen. Es wird sich zeigen, dafs Duplicität der Klassen in der Triplicität der Individuen die Fundamentalbedingung jeder Thätigkeit sei, dafs alle Thätigkeit nach dem Schema des Galvanismus geschehe, oder was richtiger ist, dafs das Schema aller Thätigkeit auch das des Galvanismus ist. Und so findet sich vielleicht im Galvanismus das Centralphänomen, von dem Baco spricht; denn bis jetzt ist es jener allein, der allen Forderungen entspricht, die man an dieses zu machen hätte."

_____

*) Diesen Einflufs des galvanischen Agens auf das vegetabilische Leben hat Treviranus in der Folge bewiesen. (s. nordisches Archiv f. Natur- und Arzneiw. Erst Bds 2tes St. Kiel 1800.) — Bose (tentamina electrica tandem aliquando hydraulicae, chemiae et vegetabilibus utilia. Viteb. 1747. 4.) Jallabert (experiences p. 82.) Maimbray zu Edimburg, Abt Menon und Nollet, vorzüglich aber Gardini (in seiner Beantwortung der Lyoner Preisaufgabe: Qu'elle est l'influence de l'electricité de l'athmosphere sur les vegetäux?) hatten dies bereits langst von der Electricitat bewiesen.

Bis hieher hatte man nur über die Wirkung einzelner Kettenverbindungen Versuche angestellt, und nur einige Beobachtungen lehrten uns, dafs die Wirksamkeit des Galvanismus in gehörig geordneten Verbindungen dieser einzelnen Ketten von einer zur andern übergehe. Keinem aber war es gelungen, durch eine zweckmäfsige Verbindung der Excitatoren des Galvanismus seine Wirksamkeit zu einem ansehnlichen Grade der Intensität zu bringen. Daher ist es eine der wichtigsten und vorzüglichsten Bereicherungen, welche die Lehre vom Galvanismus im Jahre 1800 durch Alex. Volta's sinnreiche Entdeckung einer zweckmäfsigen Verbindungsart wirksamer Excitatoren erhielt, wodurch die galvanische Kraft ins Unendliche verstärkt, demzufolge ihre Wirkungsart auf organische und unorganische Substanzen auffallender dargestellt und die Theorie des Galvanismus genauer bestimmt werden kann. Es ist daher keinem Zweifel unterworfen, dafs mit dieser Erfindung eine neue Periode in der Geschichte der Electricitätslehre anhebt, da sie durch die neuen und trefflichen Resultate, welche sie gewährte, das allgemeine Interesse auf sich zog und verdiente.

Der Apparat, dessen Volta sich zuerst bediente, um die galvanische Kraft zu ver-

stärken bestand aus wenigstens 40 Bogen von
Silberdrath, an deren Enden auf der einen
Seite ein Plättchen Zink und auf der andern
Silber, befestigt ist. Diese werden in Gläser
mit Wasser, in welchem sich aufgelöstes
Kochsalz oder kaustisches Laugensalz befindet, eingesenkt, so dafs der einen Silberplatte
gegenüber immer eine Platte von Zink stehe, und ihre Entfernung von einander einen
Zwischenraum von 2 bis 3 Linien frei lasse.
Wenn man nun in das Wasser des ersten
Glases einen Finger der einen Hand hinein-
senkt und mit einem Finger der andern entweder das Wasser oder den metallenen Bogen des letztern Glases berührt, so erhält
man im Augenblicke der Berührung eine
Erschütterung durch den ganzen Körper, die
um so empfindlicher wird, je gröfser die
Anzahl der Gläser und metallenen Plättchen
des Apparats ist. Mit 60 Gläsern ist die Erschütterung schon beinahe unerträglich, die
man bei jeder Berührung erhält, ohne dafs
es möglich wäre, das Agens zu erschöpfen,
das sich ohne Aufhören, ohne Reibung, ohne
electrischen Schlag, ohne Wärme, blos durch
die Verbindung verschiedener Conductoren
wieder erneuert. Berührt man im Augenblicke, wo der Finger in das Wasser des ersten Glases eingesenkt ist, den Metallbogen

des letzten mit der Zunge, so verspürt man eine Erleuchtung in den Augen und einen deutlichen sauern Geschmack. *)

Durch diese Vorrichtung geleitet, erfand Volta seine aus vielen-wechselsweis auf einander gelegten Scheiben Zink, Silber und feuchter Pappe bestehende sogenannte Batterie oder Säule, welche überall nur als das Mehrfache der einzelnen galvanischen Kette zu betrachten ist. Er selbst machte diese seine wichtige Erfindung zuerst in einem französisch geschriebenen Briefe an Banks (Como den 20sten März 1800) bekannt, der im zweiten Theile der philosophical transactions for 1800. n. 17. p. 403-431. **) abgedruckt ist, von dem aber früher bereits im Londner Morning chronicle vom 30sten Mai und in Nicholsons Journal of natural philosophy Vol. IV. Jul. 1800. p. 179 ein Auszug erschien, der uns Deut-

---

*) Abbildung und ausführlichere Beschreibung dieses Apparats s. in Voigts Magaz. der Naturkunde, zweit. Bds. zweit. Stuck.

**) U. d. T. Von der Electricität, welche durch blofse Berührung leitender Korper verschiedener Art erregt wird, in einem Briefe Al. Volta's an Sir Jos. Banks, vorgelesen den 28. Juni 1800. Eine vollstandige deutsche Uebersetzung von Volta's Briefe findet man in Tromsdorfs allgemeiner chemischen Bibliothek des 19ten Jahrhunderts. Bd. 1. St. 1-22.

.schen durch Hrn. Prof. Gilberts treffliche
Annalen der Physik (VI. Bd. S. 540) mitgetheilt ward. Seiner Behauptung von der Identität des Galvanismus und der Electricität,
von der er sich durch den neuerfundenen
Apparat noch mehr überzeugte, gemäfs, stellte Volta für diesen den Namen Electromotor auf, eine Benennung, die man in
unsre Sprache wohl unverändert übertragen
mufs, da die Verdeutschung: Electricitätserreger, nicht ohne Zweideutigkeit seyn würde,
und die als passend und aus Achtung gegen
den Erfinder beibehälten zu werden verdient.
Volta meldete ferner in seinem Briefe, dafs
der obige Apparat bei gleichzeitiger Berührung der obersten und untersten Lagen desselben mit nassen Fingern dem ganzen Körper eine heftige und der electrischen ähnliche Erschütterung mittheile. Diese Wirkungen des Apparats verglich er mit denen
einer grofsen electrischen Batterie von unendlicher Capacität, welche sehr schwach geladen ist, und deren Ladung sich augenblicklich wiederherstellt. Das Eigenthümliche der dadurch erregten Electricität sey
eine geringe Spannung mit einer aufserordentlichen Geschwindigkeit. Die Erregung
derselben ohne Erwärmung oder Reibung
beruhe auf dem von ihm schon längst ent-

deckten und 1795, bekannt gemachtem Gesetz, *), daß verschiedene sich berührende
Leiter, vorzüglich metallische, durch ihre
gegenseitige Berührung auf das electrische
Fluidum wirken, es erregen und antreiben,
und daß der feuchte Leiter nur der Zwischenleiter ist, durch welchen die Verviel-
fältigung der Wirkung möglich wird. Eine
eigenthümliche galvanische Electricität aber
finde hier so wenig statt, als bei der Leidner Flasche. Die Beobachtung, daß man durch
den Condensator die Art der hier erzeugten
Electricität bestimmen könne und daß man
durch sie Funken erhalte, war es vorzüglich, wodurch Volta seine Meinung von
der Identität des Galvanismus mit der Electricität gründete. Die chemischen Wirkungen in diesem Apparate sind nach ihm nur
secundäre Effecte, d. h. Wirkungen des in
der geschlossenen Säule unaufhörlich circu-
lirenden electrischen Fluidi.

Die englischen Physiker Nicholson,
Garnet und Carlisle, welche diese wichtigen Entdeckungen Volta's zuerst bekannt
machten, wiederhohlten seine Versuche vom
30. April 1800 an, und fanden sie vollkommen

---

*) s. Grens neues Journal der Physik Bd. IV. S. 128.

men bestätigt. Aufserdem aber führte sie
ihre Untersuchung vorzüglich auf wichtige
Beobachtungen über die verstärkten chemischen Wirkungen der Electricität, welche in
dieser Modification ihrer Bewegung besonders auffallend sind. Wie bereits oben erwähnt ist, hatten schon Creve und Dr. Asch
im Jahre 1796 eine Oxydation und damit
verbundene Entwickelung von Luftblasen
aus Wasserstoffgas bei der Einwirkung zweier
heterogener Metalle auf Wasser bemerkt, ja
der italienische Chemiker Fabroni bereits
1792 aus einer ähnlichen Bemerkung auf
die Oxydation als Grundursach der galvanischen Electricität geschlossen. Jetzt wurden
Nicholson und Carlisle durch eine ähnliche Bemerkung auf eine bessere Methode
geleitet, wodurch die Luftentwickelung aus
dem Wasser bei der Einwirkung der galvanischen Electricität mit Gewifsheit bewiesen
wird. Denn als sie bei Wiederhohlung der
Versuche mit der Einwirkung des Electro
motors auf den voltaischen Electricitätscon-
densator die Dräthe von beiden Extremitäten des Electromotors mit der obern Platte
in Verbindung gebracht hatten, wurde aus
einem darauf gefallenen Tropfen Waller um
den berührenden Drath herum Gas entbunden, das wie Wasserstoff zu riechen schien.

D

Hiedurch wurden Nicholson und Carlisle zu dem Versuch, veranlafst, den galvanischen Strom durch zwei Meſſingdräthe
zu führen, welche sich in einer mit Korkstöpseln verschlossenen $\frac{1}{2}$ Zoll weiten Glasröhre voll frischen Flufswassers $1\frac{3}{4}$ Zoll von
einander endigten. Der eine Drath wurde
mit der obern, der andere mit der untern
Platte der Säule in Verbindung gebracht *).
Sogleich erhob sich in der Röhre aus der
Spitze des mit dem Silber verbundenen Drathes
ein feiner Strom kleiner Luftblasen; die
Spitze des mit dem Zink verbundenen Draths
aber fing an anzulaufen, und stiefs nach und
nach weifsliche häutige Wolken aus, die sich
zu Ende des Processes von der Verkalkung
des Kupfers erbsengrün färbten. Das aus
dem Silberende entbundene Gas explodirte
mit einer gleichen Menge athmosphärischer
Luft gemifcht, bei der Annäherung eines
brennenden Fadens. Bei der Umkehrung
und Vervielfaltigung des Versuchs zeigte es
sich, dafs der Wasserstoff stets nur an dem
Ende des einen Draths sich entwickelte, während sich das Oxygen mit dem andern beinahe zwei Zoll davon entfernten verband.
Die Wasserzersetzung war desto stärker, je-

*) S. Fig. I.

näher die beiden Drathenden einander waren, hörte aber ganz auf, wenn sie einander
berührten. Bei einer Wiederhohlung des
Versuchs mit kupfernen Dräthen und Lackmustinctur, färbte der mit der Zinkplatte
verbundene untere Drath, so weit er reich-
te, die Tinktur roth, indefs das übrige blau
blieb. Als sie den Versuch mit zwei Plati-
nadräthen anstellten, gab der mit dem Silber verbundene Drath einen sehr reichli-
chen Strom feiner Luftbläschen und auch
aus dem mit Zink verbundenen Drathe
strömte ohne Oxydirung des Drathes, und
ohne Trübung des Wassers ein Luftstrom,
doch minder stark hervor. Beide Physiker
nahmen einen in der Säule zwischen jedem
Plattenpaare bestehenden Procefs der Wasserzersetzung an, so dafs der Zink oxydirt
und Wasserstoffgas entbunden werde, wofür
sie die starke Zernagung der Oberflachen der
Zinkplatten durch Oxydation zum Beweise
auffuhrten.

Haldane untersuchte die Bedingungen,
auf welche die Wirksamkeit und Verstärkung der Säule beruht, und fand, dafs es
hier sowohl auf die Zahl der Plattenpaare,
als auf die Stoffe, aus denen sie znsammen-
gesetzt sind, beruhe. Eine Säule in einer
mit athmosphärischer Luft gefüllten Glocke

erzeugte an den Enden der Dräthe (fig. 1.
d. e.) wie gewöhnlich Oxyd und Gas, nur
nicht in solcher Menge, als beim Zutritt der
Luft. Eine Säule in Sauerstoffgas gab das
meiste Gas und Oxyd, selbst der Theil des
Kupferdrathes an der Zinkseite, der durch
das Wasser hindurchging, welcher die Glocke
sperrte, entband Gas, das in der Glocke auf-
stieg. Eine Säule im Stickgas gab weder
Oxyd noch Gas, und blieb ohne alle merkliche Wirkungen. Haldane stimmt demzufolge Fabroni's Theorie bei, daſs die
ganze Wirkung des Galvanismus auf einen
chemischen Procefs beruhe, und hauptsächlich durch ein Anziehen des Sauersroffs aus
der Luft hervorgebracht werde *).

Cruikshank füllte die in die Verbindungskette gebrachte Röhre mit destillirtem
Wasser, das mit Brasilienholz gefärbt war,
und fand, daſs sich um den silbernen Drath
von der Zinkseite eine Säure, wahrscheinlich die salpetrige, um den Drath der Silberseite ein Alkali, wahrscheinlich Ammoniak erzeugte. Er füllte die Röhre mit verschiedenen Metallauflösungen, und fand, daſs
die Metalle regulinisch niedergeschlagen wur-

---

*) Nicholson Journal of natural philosophy.
Vol. IV. 1800 pag. 202.

den. Als er die Röhre mit einer Mischung
aus reinem Wasser und destillirtem. Weinessig oder mit sehr verdünnter Schwefelsäure
füllte, entwickelte sich aus dem aus reinem
Silber bestehenden Drathe der Silberseite ei-
niges Gas, aber an der Spitze des gleichfalls
rein silbernen Draths von der Zinkseite erschien keine Wolke. Doch war nach einiger Zeit von dem ersten Drath eine Quantität regulinisches Silber in Gestalt glanzen-
der Schuppen gefällt worden. Salzsaures
Ammoniak, Kochsalz, salpetersaure Bitter-
erde wurden, jedes einzeln in die Röhre ge-
gossen, zersetzt. In zwei Röhren überein-
ander ging die Wasserzersetzung eben sowohl
vor sich als in einer einzelnen. Wenn
Cruikshenk den galvanischen Strom ungefahr 48 Stunden lang durch destillirtes Wasser, das in einer Röhre über Quecksilber ge-
sperrt war, gehen liefs, so war eine Verminderung des Wassers zu bemerken *).

Dies waren die ersten wichtigen Versuche, welche über die Wirkung des Electromotors auf organische und unorganische Körper bekannt wurden. Da sie
ein gleiches Licht über die Erscheinungen an beiden zu verbreiten schienen, so

*) Bei Nicholson a. a. O. S. 187.

erregten sie das allgemeine Interesse der
Physiker und veranlafsten vielfache Untersuchungen über die Einwirkung der verstärkten galvanischen Electricität, vorzüglich von
Seiten deutscher Naturforscher, welche durch
Wiederhohlung und weitere Ausdehnung derselben die Wirkungsart und das Grundprin-
zip des Galvanismus näher zu bestimmen
sich bemühten. Auch in Frankreich wurden
diese Versuche durch eine Commission von
Physikern wiederhohlt. Hallé gab dem
Nationalinstitut von den Resultaten derselben Nachricht und führte besonders einige
wichtigere Versuche zum Beweise für die
Analogie des electrischen Fluidi mit dem
beim Galvanismus supponirten an. Da indessen die Meinungen der Naturforscher über
diesen letztern Gegenstand unendlich getheilt
waren, so begab sich Prof. Volta von Pavia
nach Paris, um der physikalischen Klasse des
Nationalinstituts die Resultate seiner vielfältigen Versuche über das Wesen der sogenannten galvanischen Erscheinungen mitzutheilen. Die Klasse gab eben derjenigen
Commission, welche einige Jahre zuvor zur
Prüfung der von Humboldtschen Versuche
niedergesetzt wurde, (bestehend aus den Bür-
gern Coulomb, Sabathier, Pelletan,
Charles, Fourcroy, Vauquelin, Guy-

ton und Hallé) die Gelehrten Monge,
Brisson und Biot zu, welche dann mit
Volta im October und November 1801 seine vorzüglichsten Versuche wiederhohlten. *)
Biots hierüber erstatteter Bericht bekräf-
tigte durch eine Menge neuer Thatsachen
vorzüglich die von Volta zuerst behauptete
Meinung, daſs die Muskelzusammenziehun-
gen, die man bei den galvanischen Versuchen
durch die Berührung einer metallischen Kette
hervorbringe, einzig und allein der Wirkung
der durch den Contact der Metalle, aus welchen die Kette besteht, erregten electrischen
Action zuzuschreiben seien. Volta hatte
der Commission bewiesen, daſs die Electricität zweier verschiedenartiger isolirter Metalle, wovon jedés ihr Quantum natürlicher
Electricität besitzt, verändert wird, sobald
sie in wechselseitige Berührung gesetzt werden, und daſs, wenn man sie aus ihrer Berührung bringt, das eine Metall positiv und
das andere negativ electrisch ist. Ja er
machte es sehr wahrscheinlich, daſs nicht
nur die Metalle, sondern alle Naturkörper
im Augenblicke ihrer Berührung eine Wech-

---

*) Volta selbst verlas im Nationalinstitut am
7ten Novbr. 1801 den ersten, und am 12ten den zweiten
Theil seiner Abhandlung von der Identität des Galvanismus und der Electricität.

-selwirkung auf ihre respectiven Electricitä-
te · ausüben. Demnächst gab er eine vollständige und plausible. Theorie seiner Säule
und zeigte durch unwidersprechliche Beweise
den höchsten an Identität gränzenden Grad
der. Analogie des Galvanismus und der Electricität. Seine wichtigen Beweise werde ich
in der Folge anführen.

·Prof. Pfaff, der sich, um den Voltaischen Versuchen selbst beizuwohnen, nach
Paris begeben hatte, benutzte mit Hülfe des
beruhmten van Marums den trefflichen
Teylerschen Apparat zu Harlem und lieferte
dadurch ebenfalls wichtige Beweise · für die
Identität der Electricität und des Galvanismus. *) Diese sowohl als die übrigen bis
jetzt bekannten wichtigen Resultate, die sich
aus den. vereinten Bemühungen und Beobachtungen der Physiker ergaben, werde ich,
da sie theils die Construction des Electromotors, theils die Wirkungsart der galvanischen Electricität auf unorganische sowohl
als organische Körper, theils endlich die

*) Lettre de M. van Marum a. M. A. Volta
contenant des experiences sur la colonne electrique
faites par lui et le Prof. Pfaff dans le laboratoire de
Teyler a Harlemen Novembre 1801 auch in den Annales de Chymie par les Cit. Guyton, Monge,
Berthollet, Fourcroy, Adet etc. An X Cahier
de Frimaire ou No 120.

Theorie der galvanischen Electricität betreffen, in den folgenden Abschnitten ausführlicher mittheilen. —

Construction des Electromotors.

Die Theorie der Voltaischen Batterie oder des Electromotors beruht auf dem Satz, daſs die galvanische Electricität das Product der Berührung leitender auf eine passende Art mit Wasser in Verbindung gesetzter Körper von verschiedener Oxydabilität ist. Man könnte also aus einer Verbindung aller im Vorigen erwähnter leitender, ihrer Natur nach heterogener Substanzen und Feuchtigkeiten eine solche wirksame Batterie darstellen, wenn man nur bei ihrer Verbindung unter einander die Erfordernisse ihrer Wirksamkeit nämlich die Heterogencität der Körper, die Vermischung fester und flüssiger Theile, und den von Ritter aufgestellten Grundsatz beobachtet, daſs sich in der Peripherie jeder einzelnen Kette keine zwei Puncte finde lassen, durch welche zertheilt sie in zwei Hälften zerfalli, in welchen sich von beiden Seiten gleich grofse Kräfte ent-

gegenstehen. Am kräftigsten aber beweisen
sich zu diesem Behufe die Verbindungen der
Metalle mit Salzauflösungen. Unter jenen
hat man folgende Verbindungen wirksam
gefunden, die ich hier nach den Abstufun-
gen im Grade der Kraft aufführe. Am stärksten wirkt Zink mit Gold, dann mit Silber,
Kupfer, Blei, Zinn und Quecksilber; ihm
zunächst Eisen mit Gold, Silber, Kupfer,
Blei und Zinn. Sehr wenig Wirkungen nur
giebt Blei mit Gold, Silber, Kupfer, Zinn und
Quecksilber, noch schwächere Wirkungen äu-
fsert Zinn mit den nämlichen Metallen.
Kupfer mit Gold und Quecksilber giebt
keine Wirkung, wohl aber mit dem Silber. Silber und Gold ist ganz ohne Wirkung. Dr. Oersted errichtete eine wirksame Batterie aus Reifsblei und Zinkplatten. *)
Prof. Göttling empfahl **) statt der Silber-
oder Kupferplatten eine Mischung aus 2
Theilen Blei und 1 Theil gereinigtem Spies-
glanzmetalle, welche sich minder als das
Kupfer oxydiren und von gleicher Wirkung
mit diesem sei. Dr. Heidmann in Wien

*) Nordisches Archiv. Zweiter Bd. erstes St.

**) Im Intellienzblatt der Jena. allgem. Litteraturzei-
tung. 1801.

wählte zu den Zinkplatten eine Mischung, aus gleichen Theilen Zinn und Zink, weil sie dadurch an Wirksamkeit nichts verlieren, aber leichter zu behandeln und viel eher zu reinigen sind. Diese liefs er durchs Verzinnen mit den Kupferplatten verbinden, so dafs nun stets eine Kupfer- und Zinkplätte eine einzige ausmachten. Aus diesen schichtete er eine Säule auf und fand ihre Wirksamkeit um mehr als die Hälfte vermehrt. *) Am gewöhnlichsten bedient man sich indessen der Platten aus Zink und Kupfer; das letztere verhält sich in seinen Wirkungen zum Silber wie 100 zu 80.

Unter den zwischen die Metalle zu bringenden Flüssigkeiten verdienen die Salzauflösungen deshalb den Vorzug vor dem blofsen Wasser, weil sie die Zersetzung des Wassers und die zur starken Wirksamkeit der einzelnen Kettenglieder des Electromotors nothwendige Oxydation der Metalloberfläch(n durch ihre vermehrte Anziehung oder Leitungskraft begünstigen. In eben dieser Hinsicht fand Dr. Helwag **) auch die Galle wirksam.

---

*) s. Gilberts Annalen der Physik. 10ten Bdes erstes Stück.
**) Unter den Salzauflösungen schien mir die des Salmiaks in der Verbindung mit Kupferplatten, des Küchensalzes hingegen mit Silber wirksamer.

In Ansehung des zur Construction
des Electromotors aus diesen Materialien
nöthigen Gestells hat man verschiedene Apparate vorgeschlagen. Volta baute
zuerst eine Säule von Zinkplatten, Silberplatten und mit Wasser angefeuchteten
Pappscheiben, und zwar so, dafs er zuerst
auf eine runde Silberplatte eine Zinkplatte,
auf diese feuchte Pappe, auf diese wieder
eine Silberplatte, dann Zink, feuchte Pappe
u. s. w. legte, und das Ganze zwischen vier
Stäben von trockenem Holze in Form einer
Säule aufstellte. Da aber bei dieser Construction die Feuchtigkeit leicht von den
hölzernen Stäben angezogen wird, auch zwischen die beiden Metallplatten, da wo sie
einander unmittelbar berühren, tritt, so liefs
W. Cruikshank Zink- und Silberplatten
zusammenlöthen, kittete sie alle in die Fal-
zen eines eignen Trogs von gedörrtem Holze und füllte die zwischen den Plattenpaaren gelassenen Lücken mit einer Salzauflösung aus. Dieses galvanischen Trogapparats*)
konnte er sich lange Zeit bedienen, ohne
dafs er nöthig hatte, auch nur eine einzige
Platte herauszunehmen. Werden die Zellen
aufs neue mit Salzwasser, unter das etwas

---

*) s. Fig. 2.

Salzsäure getröpfelt ist, gefüllt, so ist er noch völlig so wirksam als gleich anfangs. Die Salzsäure zieht er andern Säuren, selbst der Salpetersäure deshalb vor, weil ihre Wirksamkeit länger dauernd sei und sie das Silber nicht angriff. Die Schläge dieses Trogapparats gleichen mehr den gewöhnlichen electrischen und haben nichts von der widrigen zuckenden Empfindung, welche den Schlägen der voltaischen Säule eigen ist. Die Funken, welche dieser Apparat gab, waren so stark, daß man ihr Knistern in einem andern Zimmer hören konnte.

Auch Davy gab dieser galvanischen Batterie, nach Cruikshanks Erfindung den Vorzug vor der nach Volta's erster Construction, weil sie mit Hülfe der Säuren, ohne umgebaut oder gereinigt zu werden, immerfort wirksam bleibt, bis das sich oxydirende Metall gänzlich zerstört ist. Sonderbar ist es, daß bei dieser Constructionsart Wasser, kaum merklich wirkt. Goß man aber Salzsäure in die Zellen, so war ein Schlag von 18 Platten dem einer gewöhnlichen Batterie von 70 Lagen gleich; noch mächtiger geschah dies mit concentrirter Salpetersäure. Schon drei Plattenpaare gaben mit starker Salpetersäure einen sehr merklaren Schlag, und 5 einen Schlag wie eine gewöhnliche Säule von 30 Lagen. *)

Dennoch ist es bei diesem nach Cruikshanks Erfindung eingerichtetem Electromotor nicht unvermeidlich, daſs das Holz die Salpetersäure anzieht, und einen gemeinschaftlichen Leiter aller Platten abgiebt, wodurch die Wirksamkeit der Batterie aufgehoben wird. Deswegen haben ihn Prof. Grimm und Dr. Helwag durch folgende Einrichtungen mehr zu isoliren und zu verbessern gesucht. Nach Prof. Grimms Vorschlag ist jede Platte ein reguläres Viereck 1 Zoll $3\frac{1}{2}$ Linie lang, und die Silber- und Zinkplatten sind zusammengelöthet. Sie sind aber nicht in einen hölzernen Trog eingekittet, sondern in einen gläsernen, der nämlich aus drei Platten von Spiegelglas besteht, die 2 Fuſs lang, und 1 Zoll $3\frac{1}{2}$ Linie breit sind, und an jedem Ende durch ein Quadrat von demselben Glase in Gestalt eines länglichen parallelipedischen Kastens geschlossen ist, so daſs die zwischen die Glaser wasserdicht eingekitteten Metallplatten sich gänzlich im isolirten Zustande befinden **).

---

*) S. Gilberts Annalen der Physik, Bd. VIII. St. 1. S. 11.

**) S. Gilberts Annal. Bd. VIII. St. 1. S. 134.

Dr. Helwags liegende Batterie *) ruht
auf zwei mit Glasstäben belegten, Leisten,
die sich von einem Befestigungsbrett zum
andern erstrecken. Es kann hiebei die Feuchtigkeit vollkommen gut abträufeln, ohne der
Wirkung der Batterie Abbruch zu thun.
Ueberhaupt ist es nicht zu leugnen, dafs
eine liegende Batterie zum Gebrauch bequemer und transportabler ist, als die nach Volta's Angabe construirte, dafs sie daher vorzüglich bei der medicinischen Anwendung
wesentliche Vortheile gewährt **).

Prof. Gilbert empfahl um den obigen
voltaischen Apparat zu verbessern, und das
Anfeuchten der hölzernen Stäbe zu verhüten, diese von der Säule ein wenig abstehen,
und durch sie kleine gegen die Säule gefetzte
Schrauben gehen zu lassen, um das Umfal-
len der Säule zu verhindern ***). Da aber
durch diese Vorrichtung das Aufbauen eines
Electromotors sehr erschwert wird, und besonders das Stellen der kleinen Schrauben

---

*) S. Fig. 3.

**) Erfahrungen über die Heilkräfte des Galva-
nismus und Betrachtungen über dess. chemische und
physiologische Wirkungen von Dr. Helwag u. s.
w. Hamburg 1802.

***) Gilbert Annalen der Physik VII Bd. 3tes St.
s. unsere Figur 4.

aufhält, so bediente sich Ritter dreier oder
vier im Quadrat aufgerichteter starker Glasstäbe, zwischen denen die Säule aufgebant,
und isolirt erhalten wird, sobald man sie
nur während dem Experimentiren zuweilen
abtrocknet. Dr. Scheel *) läfst sie noch,
damit sie nicht so leicht durch Dünste beschlagen, mit einem Lackfirnifs überziehen,
so auch sein Stativ, in welches er, damit es
zu Platten von jeder Gröfse dienen und mehrere Batterien neben einander stehen können,
viele zwei Zoll tiefe und zu den Glasstäben
passende Löcher einbohrte. Die Glasstäbe
haben 2 Zoll über ihrem untern Ende eine
kleine Hülse von Horn an sich festgekittet,
die unten an ihrem Fufse 1 Zoll im Durchmesser hat, um das Hin- und Herschwanken
des Glasstabs zu verhindern.

Die Form der Tuchplatten, welche zwischen die Metallplatten angefeuchtet gelegt
werden, richtet sich nach diesem. Nur ist
es gut, wenn man den Tuchplatten einen etwas kleinern Durchmesser als den Metallplatten giebt, damit das aus ihnen hervorge-
drückte Wasser nicht über den Rand der Me-
tall-

*) Nordisches Archiv. Zweiter Bd. zweites St.
pag. 59.

tallplatten treten, und an der Säule herab-
traufeln kann. , Um dieses noch mehr zu
verhüten, und beim Experimentiren völlige
Reinlichkeit zu erhalten, empfahl Ritter [*])
den Zinkplatten oben an der Seite, auf welchen die um etliche Linien schmalere Pappe
zu liegen kommt, beim Giefsen einen erha-
benen Rand zu geben; in welchem sich alle
durch das Gewicht der obern Schichten aus
den Pappen gedruckte Feuchtigkeit sammelt,
so dafs kein Tropfen über ihn herunter, also auch nicht zwischen zwei Platten kommt.
Auch Dr. Scheel [**]) verbesserte den Apparat zur Batterie durch eine Einrichtung, welche sowohl das Herabrinnen der Feuchtigkeit an den Seiten der Batterie verhütet, als
auch dem Mangel an Feuchtigkeit in der
Batterie vorbeugt. Statt der Silber- oder
Kupferplatten liefs er nämlich silberne Schälchen mit einem ohngefähr 1 bis $1\frac{1}{2}$ Linien
hohem Rande machen, die im Durchschnitt
etwa 3 Linien gröfser sind, als die dazu gehörigen Zinkplatten, und in die man nicht
nur die Tuchlappen so feucht wie möglich
legen, sondern selbst noch etwas Feuchtigkeit
aufgiefsen kann, ohne dafs etwas herabrinne.

---

*) Gilbert Ann. der Phys. VII Bd. 3 St.
**) Nordisches Archiv a. a. O.

Indessen müssen hier statt einer Tuchscheibe
2 bis 3 eingelegt werden, oder die Zinkplatte
mufs um so viel dicker sein, damit sie etwas
hervorrage, und das auf ihr ruhende silberne
Schälchen nicht den Rand des unterliegen-
den berühre. Da es, wie Dr. Scheel für
wahrscheinlich hält, und ich selbst nach mancherlei Versuchen bestätigt fand, die Masse
eben so gut wie die Oberfläche etwas zur
Stärke der Batterie beiträgt, so kann man
eine oder mehrere Silbermünzen von gehöriger Gröfse unter die Schälchen legen. Diese machen es auch möglich statt der Metallscheiben Metallfeile oder granulirte Metalle auf die feuchten Tuchlappen aufzutra-
gen, auch kann man mit einem Hebetrich-
ter, der sich in eine feuchte Spitze endigt,
Feuchtigkeit nachgiefsen, ohne die Batterie
auseinander zu nehmen.

Eine von diesen sehr abweichende Einrichtung einer galvanischen Batterie hat Dr.
Oersted angegeben, *) die in einigen Fällen, insonderheit bei Untersuchungen über
die Gesetze, nach welchen die Batterien wirken, den Plattenbatterien vorzuziehen ist,
weil sich in ihr die verschiedenen Factoren,
welche den Galvanismus hervorbringen, bes-

---

*) s. Fig. 5.

ser als in den gewöhnlichen unterscheiden lassen.

Der Apparat besteht aus mehreren heberförmig gebogenen Glasröhren ohngefähr von der Gestalt der nebenstehenden Figur

Ihre Länge beträgt etwa 6 Zoll und die Weite $\frac{1}{2}$ bis 2 Zoll. Der Raum b. c. ist mit einem Amalgama aus gleichen Theilen Blei und Quecksilber angefüllt, in a. b. befindet sich verdünnte Schwefelsäure die aus einem Theile sogenanntem Vitriolöl und 4 bis 6 Theilen Wasser gemischt seyn kann. Bei z. sind einige Grane Zink mit dem Amalgama in Berührung. Auf der andern Seite bei c. ist ein Conductor von starkem Bleidrath ins Amalgama eingeschmolzen, der sich durch die ganze Röhre d. e. erstreckt und oben bei e wieder auswärts gebogen ist, um in die Mündung einer zweiten benachbarten Röhre a. b. so eingelassen zu werden, daß er von der verdünnten Schwefelsäure umgeben ist. Diese Conductoren müssen möglichst dick sein; denn obgleich das Quecksilber zum Theil mit Blei gesättigt ist, so greift es doch die Conductoren etwas an, so daß sie leicht unten bei c. abbrechen. Diesem zuvorzukommen fülle man den Raum der Röhre, d. e. zwischen Glas und Conductor mit geschmolzenem Wachs oder mit einer Mischung aus 4 Theilen Wachs und 1 Theil gekochtem Terpenthin aus. Die Zusammensetzung solcher einzelner Röhren zu einer Batterie geschieht folgendermafsen. Das umgebogene Ende des Conductors wird in denjenigen Schenkel der Röhre eingelassen, der die verdünnte Schwefelsäure mit dem Zink enthält. Füllt man diesen Schenkel ganz voll, so ist es genug, wenn der Conductor der vorigen Röhre in die nächste etwa 1 Zoll tief hinabhängt. Wenn bei a. der Anfang der Batterie wäre, so wird da auch ein hakenförmiger Conductor eingehangt, dessen äufseres Ende alsdann frei bleibt. Es ist dieser der positive, und der im Wachse eingeschmolzene, der das Amalgama berührt, der negative Conductor. Jener liefert bei Anwendung eines Gold- oder Platindrathes das Oxygengas und dieser das Hydrogengas. Will man mehrere Röhren aufstellen, als bequem in einer Reihe angebracht werden können, so ordnet man sie am besten in gepaarten Reihen an; denn wenn sie ungepaart sind, so kommen die beiden Endconductoren zu weit auseinander zu stehen, welches eine grofse Unbequemlichkeit im Gebrauche des Apparats verursacht. Uebrigens lassen sich diese Röhren sehr gut im Sande befestigen oder auf andere Art aufrecht erhalten. — Drei Röhren auf diese Art verbunden geben schon eine ziemlich lebhafte Gasentwickelung; — 30 Röhren gaben sehr merkliche Erschütterungen. Die Dauer der Wirksamkeit dieser Batterie ist sehr lange, und bereits länger als vierzehn Tage in ununterbrochener Wirksamkeit beobachtet. Der beständige Verlust der verdünnten Schwefelsäure an Wasser macht es nothwendig, etwa jeden zweiten, dritten Tag Tropfen Wasser, oder noch besser, verdünnte Säure nachzugiefsen. *)

Die aus diesen Röhren zusammengesetzte Batterie brachte stärkere Wirkungen hervor, als 30 Platten aus Reifsblei und Zink, wenigstens in Ansehung der Gasentwickelung aus dem damit verbundenen Wasser. Die Wirkung derselben auf die Geschmacksorgane war auch sehr ausgezeichnet, hingegen gab es keine oder doch äufserst geringe Erschütterungen, wenn die Kraft durch den ganzen Körper geleitet werden sollte. Gewöhnlich bediente sich Hr. S. der Conductoren von Eisen, doch zieht er ihnen Blei-

*) Bibliothek for Physik, Medicin og Oekonomie. Nordisches Archiv 2r Bd. 1tes St. und Voigts Magazin der Naturkunde dritt. Bdes zweit. St.

conductoren vor, weil sie wenig öder gar
nicht von der Schwefelsäure angegriffen werden. Brachte er zwischen jede Röhre statt
eines, zwei Conductoren an, so schien ihm
die Wirkung verdoppelt zu sein. *)

Dies sind die zur Hervorbringung galvanischer Thätigkeit nothwendigen Materien
und Apparate. Es bleibt mir, um den Le-
sern eine vollständige Kenntnifs des Electromotors zu verschaffen, noch übrig, das Verfahren, wodurch man zu einer wirksamen
und zweckmäfsigen Verbindung derselben
gelangt, und die Bedingungen anzugeben,
unter welchen diese Verbindung ihre Wirksamkeit zeigt, wobei ich mich in diesem Abschnitte nur auf das empyrisch beobachtete
einschränke, ohne die Theorie und Erklärung
der Erfordernisse galvanischer Thätigkeit zu
anticipiren. Volta selbst schichtete seine
Säule zuerst so, dafs er zwischen den erwähnten Holzstäben an seine isolirende Glasplatte eine runde Silber- öder Kupferplatté
legte, auf diese eine ähnliche Zinkplatte, auf
diese angefeuchtetes Löschpapier, dann wieder Silber, Zink, feuchten Leiter, Silber,
Zink. Nicholson, Carlisle und Cruikshank folgten ihm hierin und nannten des-

---

*) Nordisches Archiv zweit. Bd. zweites Stück.

halb diejenige Extremität der Säule, welche
mit Silber, Zink u. s. w. anfing, den Silberpol, die entgegengesetzte aber, welche mit
feuchtem Leiter, Silber und Zink beschliefst,
den Zinkpol. Die mehresten Physiker folgten ihnen hierin, glaubten aber bald darauf
diese Benennung der Pole ändern zu müssen, da jede der einzelnen Ketten, deren
homologe Verbindung den Electromotor bildet, wesentlich aus Zink, feuchtem Leiter
und Silber bestehe, in jeder derselben der
Zinkpol zu der einen, der Silberpol zur entgegengesetzten Seite des feuchten Leiters
liege, daher auch in der aus lauter homo-
logen Ketten zusammenzusetzenden Säule der
Zinkpol des Ganzen nach der Richtung, hin
zu suchen sei, nach welcher er in den einzelnen Ketten liege. Würden daher unter
die erste Kette (Zink, feuchter Leiter und
Silber) noch eine oder mehrere Silberplatten
gelegt, so ändere dies in der Wirkung der
Säule gar nichts, so wenig als die oben auf
der letzten Silberplatte gelegte Zinkplatte.
Bei Nicholsons angegebener Einrichtung
der Säule, seien also die erste Silber- und
die letzte Zinkplatte der Säule überflüssig
und nicht als Glieder der galvanischen Ketten, sondern blos als ein willkührlich hin-
zugefügter Metallleiter zu betrachten, der,

ohne etwas zu ändern, so gut fehlen, als da
sein könne. Was also Nicholson und andere, welche seine Constructionsart annah-
men, Silberpol genannt hätten, sei der Zinkpol, weil er nach der Richtung dieses in
jeder einzelnen Kette liege und so umgekehrt. Man bestimmte also für die Folge
diese Ansicht als Norm in der Benennung
der Pole zu beobachten.*) Wenn daher Nicholson und seine Nachfolger ihren elec-
trometrischen Versuchen gemäfs den Silberpol für negativ und den Zinkpol für positiv
electrisch angäben; so sei dies gerade der
umgekehrte Fall. Der wahre Zinkpol oder
der Gas gebende (Hydrogenpol) sei im Zustande von — Electricität, und der wahre
Silberpol sei Oxygenpol und im Zustande von
$+$ E.

Eine ungleich richtigere Ansicht aber
und darauf sich gründende Construction des
Electromotors hatte Hr. Ritter. **) Dieser
betrachtet die völlig symmetrisch construirte

*) M. s, die Abhandlungen der Herren Gilbert,
Böckmann, von Arnim, Gruner und Erman
in Gilberts Annalen der Physik, Achter Bd. 1801.

**) Beantwortung der Frage: welche Seite, wel-
ches Ende der Voltaischen Batterie hat man, Gründen zu Folge, das Zink-, welches das Silberende derselben zu nennen? Gilberts Annalen der Physik,
9ter Bd. 2tes St.

Batterie (z. B. fig. 1.) als einen völlig geschlossenen Kreis, wo kein Plattenpaar vom
andern, keine Feuchtigkeitsschicht von der
andern verschieden ist. Hier ist eigentlich
von keinem Zinkdrath, von keinem Silberdrath der Batterie die Rede. Das Wasser,
in welchem sich die Dräthe vereinigen (fig.
1. f.) befindet sich so gut unmittelbar zwischen Zink nach der einen und Silber nach
der andern Seite und in dem nämlichen
örtlichen Verhältnisse zu beiden, wie jedes
andere Wasser zwischen seiner Zink- und Silberplatte. Wenn daher die Dräthe eines
nach Nicholsons angegebener Methode
construirten Electromotors durch eine mit
Wasser gefüllte Röhre gezogen werden, d. h.
der Kreis völlig geschlossen wird, so entsteht
aus der untersten Silberplatte, dem Wasser
in der Röhre und der obersten Zinkplatte
der Saule ein neues Kettenglied, so dafs also
die, nach Nicholsons Methode gelegte,
unterste Silber- und oberste Zinkplatte keineswegs überflüssig ist. Da nun bei dieser
Ansicht des Electromotos, welche unstreitig
nach dem, was die Lehre von der galvanischen Electricität als Wissenschaft darunter
zu verstehen hat, die richtigste ist, überall
vom Wasser ausgegangen ist, in der einfachen Kette aber zwischen Zink und Wasser

das Oxygen, zwischen Silber und Wasser das Hydrogen vorkommt, so ist von hier aus betrachtet der Silberpol der Säule, der mit dem Wasser gränzt, der Hydrogenpol oder der negativ electrische, der Zinkpol hingegen der Oxygenpol oder der positive in electrischer Hinsicht. Ich trage daher auch kein Bedenken, diese Construction des Hrn. Ritter und hierauf passende Bestimmung der beiden Pole als die richtigere anzunehmen.

Die Bedingungen, von welchen die Existenz galvanischer Thätigkeit im Electromotor und ihre Stärke und verschiedene Beschaffenheit abhangen, liegen entweder 1) in der Construction desselben, seinen Gliedern, nach ihrer Beschaffenheit und relativen Lage, oder 2) in gewissen aufser demselben liegenden Umständen. Dieser Ordnung zufolge hat man auf folgende Umstände Rücksicht zu nehmen:

1) die Constructionsordnung des Electromotors. Diese richtet sich, wie bereits erwähnt, nach der Ordnung der einzelnen Kettenglieder und ihrer zweckmäfsigen abwechselnden Verbindung. In einer Säule, wo die eine Hälfte in der entgegengesetzten Ordnung wie die andere aufgebaut war, wurde aller Effect zernichtet, so auch wenn zwei soviel möglich starke Batterien

an ihren wechselseitig entgegengesetzten Polen mit einander verbunden wurden. Hier
hörten die chemischen Wirkungen sowohl
als die auf organische Theile auf. War die
eine dieser Batterien an Stärke der andern
überwiegend, so wurde die Wirkung des
schwächern Pols in die entgegengesetzte des
stärkern verwandelt, dessen Wirksamkeit aber
um die Differenz beider geringer ward. *)

2) Die Beschaffenheit und vorzüglich das Electricitätsverhältnifs der
einzelnen Glieder des Electromotors. Hier
sind folgende Umstände zu beachten.

a) Die Erfahrung zeigt in vielfältig veränderten Versuchen, dafs nur Leiter der
Electricität galvanische Thätigkeit begründen. Denn Säulen aus zwei festen
Isolatoren und einem flüssigen Leiter,
und eben so welche aus einem festen
Isolator, einem festen Leiter und einem
flüssigen geben keine Erscheinungen zu
erkennen. Ritter schichtete 600 mal
Glas, Staniol und nasse Pappe über einander ohne Erfolg. **)

b) Die Erfahrung zeigt, dafs nur die Ver-

*) s. Pfaff im nordischen Archiv 2ter Band 1tes
Stück. S. 156.

**) Reichsanzeiger no. 66. 8. März 1802. S. 814.

bindung fester Leiter (oder sogenannter
Leiter der ersten Classe) mit flüssigen
(oder Leitern der zweiten Classe) galvano-electrische Wirkung bilden, wahrend 3 Körper aus einer Classe allein,
nie etwas gaben, dafs daher die durch
Zufall bisher übliche Constructionsart
des Electromotors aus zwei festen und
einem flüssigen Leiter die wirksamste
sei. Dafs blofs trockne Leiter nichts
vermögen, bewies Hr. Ritter durch folgende Versuche mittelst einer Säule von
600 Plattenpaaren. Eine solche Säule
mit Schafleder, welches dem Anscheine nach ganz trocken war, construirt,
zeigte nach einiger Zeit denselben Grad
gegenwärtiger Electricität, als wäre sie
mit Wasser oder Kochsalzauflösung construirt gewesen. Sie lud die electrische
Batterie zu eben dem Grade, als nasse
Säulen gleicher Gröfse und bei ihrer
Entladung war der Funken, der Schlag
u. s. w. genau so grofs, wie bei der Entladung einer zu gleichem Grade durch
gleich grofse nasse Säulen geladenen.
Aber die Zeit, in der die Ladung geschahe, war verschieden. Wo bei nassen Säulen selbst nach sechs Tagen eine
augenblickliche Berührung zur Ladung

hinreichte, da war bei diesen trocknen
Säulen gegen 10, 15 bis 20 Minuten
erforderlich. Nachdem diese Art der
Wirksamkeit einige Zeit gedauert hatte,
nahm sie allmählig immer mehr ab. —
Waren hingegen die Lederstückchen,
womit man die Säule errichtete, auf
einem beständig geheitzten Ofen erwärmt,
also ganz ausgetrocknet, so waren sie
durchaus ohne Wirkung. Eben dies
war mit Wachstuch der Fall. Nahm
man es, so wie es aus dem Laden kam,
so war es noch etwas feucht und wirkte ungefahr halb so stark als das erste
Leder, recht erwärmt aber gar nichts.
So äußerst gering also auch der zur
Wirksamkeit nöthige Antheil von Feuchtigkeit ist, so daß ein Köiper dazu nicht
einmal durch und durch mit Feuchtigkeit durchzogen zu seyn braucht, es
vielmehr hinreicht, wenn blos die Flächen desselben damit beschlagen sind, *)
so zeigen die Versuche doch, daß man
nie hoffen dürfe, in irgend einem Grade
wirksame Säulen aus ganz trocknen Substanzen allein zu construiren.

---

*) v. Humboldt sah eine einzelne galvano-elec-
trische Kette durch blofses Anhauchen des Metalls
wirksam werden. s. oben S. 30.

c) Unter den Flüssigkeiten, die zur Hervorbringung galvanischer Thätigkeit dienen, scheint Wasser wesentlich nothwendig zu sein, denn concentrirte Schwefelsäure allein sowohl als mit oxydirter
Salzsäure vermischt hatte nur sehr geringe Wirkungen. *)

d) Die Wirkung hängt sowohl in einfachen galvanischen Ketten als im Electromotor von der Wasserzersetzung, in
den angefeuchteten Tuchlappen und von
der Oxydation der Metalle an ihrer
Oberfläche ab; und die Kraft derselben
scheint der Kraft des flüssigen Leiters,
den Zink zu oxydiren, proportional zu
sein; denn die Dauer der Wirkung ist
gleich der Dauer der Zersetzung des
Wassers und der Oxydation der Metalle. Reines Wasser, welches weder
Sauerstoffgas, noch Salpetergas, noch andere Säuren aufgelöst enthält, ist unwirksam und der Zink wird nicht oxydirt. **) so lange es rein ist, wohl aber
sobald es athmosphärische Luft, Sauerstoffgas, Salpetergas oder Salzsäure aufgelöst enthält. Liquide Schwefellebern,

*) Davy in Nicholsons Journal. Vol. 4. Gil-
berts Annalen der Phys. VIII. Bd. 1. St.

**) Davy ebendas.

die dem Zink keinen Sauerstoff zuführen, äufsern keine galvanische Wirkungen. Nach der Oxydation der Oberflä-
chen der Metallplatten hört alle Wirkung auf. Die Salzauflösungen erhöhen
dadurch die Wirksamkeit der Säule, dafs
sie die Zersetzung des Wassers und die
Oxydation der Metalloberflächen durch
ihre vermehrte Anziehungs- oder Leitungskraft begünstigen. Daher sind die
Auflösungen metallischer Salze am wirksamsten; *) allein die Wirkung läfst in
diesem Falle auch viel früher nach. Bei
der Oxydation der Metalle durch die
angewandten Salze entsteht offenbar eine
Zersetzung der letztern; denn lafst man
einen wirksamen Electromotor, wobei
der Salmiak angewandt ist, lange stehen, so spürt man beim Auseinander-
nehmen desselben einen starken Geruch
vom flüchtigen Laugensalz, und hat man
Kochsalz angewandt, so krystallisirt sich
eine halb kaustische Sode zwischen den
Metallplatten heraus. Es findet also offenbar ein Uebergang der Säuren an die
Metalle statt, wodurch der andere Bestandtheil dieser Salze frei wird. Um

---

*) salzsauern Zink ausgenommen, der durch den
metallischen Zink nicht zerlegt wird, s. Hrn. C. F.
Bucholz Versuche in Gilberts Annal. der Phys.
IXten Bds. 4tes St.

die erwähnten Salzauflösungen zwischen
die Metalle zu bringen, bedient man
sich am besten der damit angefeuchteten Platten von feinem Tuche, die aber
entweder weiſs oder mit einer ächten
Farbe gefärbt sein müssen; denn oftmals bemerkte ich, daſs Tuchplatten
von unächter Farbe die Wirkung der
Batterie gänzlich verdarben, vielleicht
indem sie die Oxydation der Metallplatten hinderten.

e) Daher müssen auch die festen Leiter
in den einzelnen Gliedern, welche die
electrische Thätigkeit begründen, von
der Art sein, daſs sie die Wasserzersetzung, die Oxydation und den Uebergang
der electrischen Spannung begünstigen.
Daher steht die Wirksamkeit einer Säule
auch im Verhältniſs mit der Berührung
der dazu angewandten Metallplatten,
da wo sie sich einander berühren müssen. Daher werden sie durch das Zusammenkitten wirksamer, als durch das
bloſse Aufeinanderlegen. Die Gestalt der
Metallplatten hat auf die Stärke und
Dauer der Wirksamkeit des Apparats
nicht den geringsten Einfluſs. Die des
Hrn. Ritter sind viereckig, und halten
vier Quadratzoll. Mehrentheils nimmt
man

man sie rund in der Gröfse eines Thalers. Wohl aber hat die gröfsere Ausdehnung ihrer Fläche, so wie auch die
Dicke ihrer Masse auf die Stärke und
Wirksamkeit der Säule Einflufs. Ihr
vorzüglichstes Erfordernifs indessen ist,
dafs sie oxydabel sind, daher müssen
sie sowohl als jeder leitende Punkt im
Electromotor unverkalkt sein; denn befindet sich auch z. B. nur eine oxydirte Stelle in den Dräthen, fig. d. e.,
so hindert sie den Durchgang des electrischen Agens auf dieser Stelle. Daher
müssen diese sowohl als die Metallplatten vor ihrer Verbindung zum Electromotor völlig gereinigt sein. Die Kupferplatten werden mit Sand abgeschauert,
und lassen sich leichter reinigen, als
die auf der Oberflache verkalkten Zinkplatten, welche am besten mit reinem
Sande abgerieben werden, wozu man
sich nach Hrn. Prof. Simon's Angabe *)
eines starken Bretts bedient, in welchem
25 Vertiefungen etwas gröfser als die
Zinkplatten, und von gleicher Tiefe, als
diese dick sind, ausgestochen sind. Hier-

---

*) s. Scherers Journal für Chemie VI, Bd.
31 Heft.

F

-in werden die Zinkplatten gelegt, und
dann so auf einmal bequem abgerieben.

2) Die von aufsen her auf die Wirksamkeit des Electromotors influirenden Umstände
sind folgende.

a) Es müfs verhütet werden, dafs die
Feuchtigkeit, welche durch den Druck
der Metallplatten aus dem Tuche her-
vorgedrückt wird, nicht zwischen die
beiden einander unmittelbar berührenden Metallplatten tritt. Auch in dieser
Hinsicht ist das Zusammenkitten je
zweier Platten dem blofsen Aufeinanderlegen derselben vorzuziehen. Andere Vorrichtungen um dies Eindringen
sowohl als Herabfliefsen des Leitungs-
wassers am Rande der Platten zu verhindern, haben Ritter und Scheel
angegeben, s. oben S. 65. Indessen ist
das letztere nicht so nachtheilig. Hr.
Regierungsrath Hebebrand erhielt sogar einen Electromotor 5 Tage dadurch
wirksam, dafs er ihn alle Abende jedesmal mit einem Schwamme von aufsen
anfeuchtete und einen Sack von Papier
überstülpte *)

---

*) s. Gilberts Annalen der Phys. VIII Bd. 1. St.
S. 132.

b) Ein zweiter äuſserer Umstand, der die
Wirksamkeit des Electromotors augenblicklich vermehrt, ist die Zuleitung
von auſsen. So erhöht das bloſse An-
fassen der Dräthe (d. e fig. 1) und der
Säule selbst, sowohl mit der Hand, als vorzüglich mit irgend einem Metalle,-ferner
das Zusammenschlagen und Schütteln der
Dräthe die Thätigkeit. Faſst man eine fast
1 Zoll dicke und 22 Zoll lange messingene
und mit $1\frac{1}{2}$ Zoll dicken Kugeln an beiden
Enden versehene metallene Röhre mit-
telst eines mit Salzwasser durchnäſsten
Lappens am einen Ende, legt sie mit
dem andern auf den Silberhaken der
Batterie; und bewirkt von der Zinkseite
der Batterie eine Leitung durch einen
15 Zoll langen mit zwei Knöpfen versehenen Messingstab, so wirkt die Säule,
die nach mehrmaligem Aufstellen alle
Kraft verlohren zu haben scheint, von
neuem mit starken Schlägen. Da Hr. He-
bebrandt, welcher zuerst diesen Versuch
anstellte, fand, daſs hiebei der Zink-
haken in seiner Lage oft beunruhigt
werde, so brachte er ein kleines Schrau-
benwerk auf dem durchbrochenen Dek-
kel des Gestells an, an dessen Bogen zu
mehrerer Bequemlilchkeit bei andern

F 2

Versuchen, noch ein mit Knopf und Haken versehenes messingenes Querstäng-
lein, allenfalls auch eine Glasschale befestigt ist, letztere um den Geschmack
der Flüssigkeiten zu untersuchen, auch
wohl selbst zum medicinischen Gebrauche. *)

c) Das Medium, in welchem der Electromotor wirkt, hat grofsen Einflufs auf
denselben. In einem luftleeren Raume
wird er sehr bald unkräftig **). Im Va-
cuo der Luftpumpe wurde die galvanische Thätigkeit nicht erregt, wenn die
Barometerprobe bis unter 0, 6 Zoll ge-
sunken war. Befand sich aber Salpetersäure zwischen den Platten, so war sie
dennoch wirk-am ***). Eine von Sauerstoffgas umgebene Säule zersetzte das
Wasser in der Röhre weit schneller, dagegen eine von Salpetergas umgebene
langsamer, als eine Saule in athmosphärischer Luft. Eine Saule, die im Wasserstoffgas ihre Wirksamkeit verlohren
hat, erhält sie ungeschwacht durch ein

*) s. Gilberts Annalen 7ter Bd. 3 St.
**) Pfaff, im nord Archiv 2ter Bd. 1. St. S. 156.
***) Haldane und Nicholson Journal Vol. 4.
s. Gilberts Annalen der Phys. 1801. VII Bd, S. 192
und 212.

augenblickliches Eintauchen, in ver-
dunnte 'Salzsäure. In oxygirtem salz-
saurem Gas wiikte sie nur, als-man sie
nåfste *).

d) Warme, sowohl athmosphärische als
künstliche, erhöht die Wirksamkeit. des
Electromotors. In den oben (S. 76 flg.)
erzählten Versuchen des Hrn. Ritter
wiikte er, wenn die Leder- und Metallplatten warm waren, und so lange
sie es blieben, obgleich sich nur ein
kaum zu bemerkender Theil von Flüssigkeit im Leder befand.

Will man demnach einen einfachen wirksamen Electromotor nach der in fig. 1., dar-
gestellten Art construiren, so legt man zuvörderst eine von den Messingplatten (a) auf
das Gestell zwischen die vier Säulen, auf
diese eine Silber- oder Kupferplatte, dann
eine Zinkplatte, dann eine mit Salz- oder
Salmiakauflosung oder mit verdünnten Mi-
neralsäuren angeschwängerte feine Tuchlappe,
auf diese wieder Silber u. s. w., beschliefst
oben mit Silber, Zink, legt auf die letzte
Platte die andere Messirgplatte b, druckt
auf das Ganze ein zur Aufnahme der Glas-

---

*) Davy in Nichols. Journ, V. 4. s. Gilberts
Annal. VIII Bd. 1 St.

stäbe mit vier Löchern versehenes Brett (c),
und reinigt alles von der herabfliefsenden Feuchtigkeit. Statt der Messingplatten a und b kann
man auch an den beiden äufsersten Zink- und
Kupferplatten Häkchen zur Aufnahme der leitenden Dräthe verfertigen lassen. An den Enden der letztern können dann die in isolirenden Glasröhren eingeschlossenen und mit
Knöpfen versehenen Dräthe oder Conductoren (g g) angehängt werden, welche dazu
bestimmt sind, die galvanische Electricität
an jeden Ort hinzuführen, der aber immer,
wenn Uebergang des Galvanismus statt finden soll, zuvor wohl angefeuchtet sein mufs.
Will man zur Verstärkung der Wirksamkeit zwei oder mehrere Säulen zugleich
benutzen, so hat man nur den Silberpol der
einen mit dem Zinkpol der andern durch
einen leitenden Drath in Verbindung zu bringen. In fig. 6 z. B. ist a der Zink, und b
der Silberpol der einen Säule; c der Zink,
und d der Silberpol der andern. Von b
nach c geht ein leitender Verbindungsdrath
(e). Von a und d gehen zwei Dräthe (f. g.),
welche sich in einer mit Wasser gefüllten
Röhre gegenüber stehen, und das Wasser
zersetzen, auch beim medicinischen Gebrauch
an zwei Stellen des Körpers gebracht werden können, wodurch die Leitung der gal-

vanischen Electricität durch den Körper ge-
führt wird *). Eine andere Verfahrungsart
hatte van Marum **) Um die Säule besser zu isoliren, als es gewöhnlich zu geschehen pflegt, setzte er sie auf eine Scheibe von
Harz, und erhielt sie in ihrer verticalen Stel-
lung durch zwei Zoll lange Siegellackstangen, welche horizontal gestellt, und an 4
hölzernen Stäben um die Säule befestigt sind.
Diese Siegellackstangen sind nicht an den
Holzstäben selbst, sondern an andern befestigt, welche durch horizontale Löcher in
den erstern gehen. Dies ist bequem, weil
dasselbe Gestell, welches nur aus den genannten oben und unten durch ein viereki-
ges Brett befestigten Stäben besteht, zum Isoliren der Säulen von verschiedenen Durch-
messern dienen kann. So isolirte Säulen
hatten eine unendlich stärkere Wirkung, als
die gewöhnlichen, obgleich sie nur aus hol-
ländischen 3 Guldenstücken und Zinkplat-
ten zu $1\frac{1}{2}$ Zoll im Durchmesser nebst Tuch-

---

*) s. z. B. Bischof Comment de usu galvanis-
mi in arte medica Tab. 1.

**) Lettre de M. van Marum a M. A. Volta
Professeur à Pavie contenant des experiences sur la
colonne electrique faites par lui et le Profess. Pfaff
dans le laboratoire de Teyler a Harlem en Novembre
1801. a Harlem.

scheiben bestand, welche in einer Salmiak-
auflösung getaucht waren. Die Herren
Pfaff und van Marum verbrannten durch
eine so isolirte Säule von 6o Paren schon
einen Eisendrath, der $\frac{1}{240}$ Zoll im Durchmesser hatten. Um sich zu überzeugen, daſs
das Isoliren zur stärksten Wirkung der
Säule nöthig ist, legten sie ein feuchtes Kar-
tenblatt an, und der Effect, ward sogleich
beträchtlich vermindert. Die Erschütterung
von einer Säule von 200 auf die angegebene
Art isolirten Plattenpaaren, betrifft den ganzen Körper dessen, der sie berührt, und ist
so heftig, daſs niemand, der sie einmal ge-
fuhlt hat, sie je wieder versuchen mag.
Eben so verhalten sich alle übrige Wirkungen sehr heftig.

Da man mit Recht erwarten konnte,
daſs die Action des Electromotors um so
stärker vermehrt sein müsse, je gröſser die
Oberfläche der Metallplatten wäre, aus denen er construirt wird, so bedienten sich die
Herrn Fourcroy, Thenard und Vauquelin der Scheiben von einem Quadratschuh im
Durchmesser zur Erbauung einer Säule, deren
Wirkungen wesentlich folgende waren: Die
Erschütterungen und die Wasserzersetzung
waren dieselben wie bei einer gleichen Anzahl kleiner Scheiben; aber die Verbrennung

metallener Dräthe geschah auf der Stelle
mit Heftigkeit, und brachte man sie in Sauerstoffgas, so entzündeten sie sich mit einem
sehr lebhaften Funkenwerfen, wahrend kleine
Scheiben in grofser Anzahl nichts ähnliches
hervorbrachten. Das Gesetz, wonach die
Verbrennung geschieht, steht also im Ver-
haltnifs zur Oberfläche der Scheiben, wahrend die übrigen Erscheinungen mit der Anzahl derselben im Bezug stehen.

Als diese Versuche im Moniteur *) bekannt gemacht waren, liefs sich der berühmte
Physiker van Marum zu Harlem 32 Plattenpaare von 5 Zoll im Quadrat verfertigen.
Diese wurden sehr glatt polirt, damit sie
sich genau berührten. Mit der Salmiakauf-
lösung zur Säule construirt, war van Marum im Stande, 5 Zoll des erwähnten Eisendraths damit ganz in Kügelchen zu zer-
schmelzen. Bald darauf vermehrte er seine
Plattenpaare bis auf 70 von $1\frac{1}{2}$ bis 2 Linien Dicke. Da aber, wenn diese Plat-
ten in einer Säule construirt werden, durch
den Druck das Wasser aus den Tuchplatten
so sehr ausgedrückt ward, dafs die Säule unwirksam wurde, so mufste man darauf den-

---

*) Vom 5ten Messidor an IX vergl. Pfaffs Brief
aus Paris in Gilberts Annal. VIII. Bd. S. 370. flg.

ken, sie in mehrere Säulen zu vertheilen.
Daraus entstand der in Fig. 7 abgebildete
Apparat. Die unterste Kupferplatte, welche
die Säulen C und D verbindet, hat rund»
herum einen Rand um das Befeuchten der
isolirenden Platte zu verhüten. Die Säulen
A und B zu isoliren ist unnöthig. — Auf
diese Art errichteten die Herrn Pfaff und
van Marum 4 communicirende Säulen,
welche zusammen 110 Paare enthielten. Um
ihre Wirkung zu untersuchen, wandten sie
einen leitenden Drath an, dessen eines Ende
eine der äußersten Säulen A oder D, und
das andere eine andere Säule berührte. Zur
Untersuchung der Wirkung der beiden Säulen A und B oder der von C und D durf-
ten sie nur die Kupferplatte e abnehmen.
welche die Säulen A und C vereinigte. Von
diesen Säulen bemerkten sie folgende Wirkungen:

1) Die Säulen A und B, welche zusammen 50 Plattenpaare hielten, brachten
8 Zoll des beschriebenen Draths zum
Glühen, und schmolzen einen großen
Theil desselben.

2) Die Säulen C und D, die zusammen
aus 60 Plattenpaaren bestanden, in denen aber die Kupferplatten dünner und
kleiner waren, glühten nur 6 Zoll durch,

wahrscheinlich, weil die Pappen nicht gehörig angefeuchtet waren.

3) Alle 4 Säulen verbunden, brachten 20 Zoll dieses Draths znm Glühen.

4) Wurde aber eine Nadel am vordern Ende des Fadens befestigt, und die Säule mit der Spitze derselben berührt, so war die Wirkung lange nicht so stark.

5) Die Funken, welche sich bei dieser Gelegenheit zeigten, kamen bald von der einen, bald von der andern Extremität; doch liefs sich kein Unterschied zwischen den hervorkommenden (oder positiven) und hineingehenden (negativen) Funken bemerken. Die Funken strahlten gleichmäfsig um sich, und wurden offenbar durch das Verbrennen der Spitze des Eisendraths hervorgebracht, der von einer Säule auf mit der andern in Verbindung stehendes Quecksilber gebracht wurde; denn wandte man statt des Eisens Platina an, welche nicht verbrannte, so hatten die Funken weder auf der einen noch andern Seite merkliche Strahlen. Denjenigen, welche die physikalischen Versuche um des schönen Anblicks, welche sie gewähren, lieben, mufs das Verbrennen der Spitze des Eisendraths, viel Vergnügen machen; denn es geschieht

mit solcher Gewalt, dafs die Spitze
von allen Seiten Funken streut, welche
eine unzählige Menge glänzender Strahlen und zusammen kleine Sonnen von
mehreren Zollen im Durchmesser bilden. Drückt man die Spitze des Eisendraths langsam herab, sobald sie durch
das Verbrennen vorn zerstört ist, so
kann man dies schöne Schauspiel, so
lange fortsetzen als man will. Auch
wenn man das auf einer Saule (A) stehende und mit demselben combinirte
Quecksilber mit der Spitze einer Nadel,
die an dem von D kommenden Drathe
hängt, berührt, sieht man Funken, die
aber nur so lange dauern, bis die Nadel ihre Spitze verloren hat. Die Versuche gelangen mit Drath zu $\frac{1}{240}$ Zoll
(No. 16 im Handel) $\frac{1}{151}$ Zoll (No. 11
und $\frac{1}{101}$ Zoll im Durchmesser (No. 7)
No. 11 gab die glänzendsten und gröfsten Sterne. Ist hingegen die Stärke der
Säule nicht so beträchtlich, so gelingt
es besser mit No. 16.

6) Nahm man den Drath zu dick, als dafs
er hätte geschmolzen werden können,
so sah man deutlich eine Oxidation des
Quecksilbers auf seiner Oberfläche.

7) Das äufserste Ende eines Platinadraths

von $\frac{1}{75}$ Zoll im Durchmesser schmolz,
und bildete eine Kugel.

8) Die Funken, welche aus dem leitenden
Drathe hervorkamen, hatten, wenn die-
ser nicht zu dünn war $\frac{1}{10}$ Zoll im Durchmesser.

9) Dagegen zeigte sich die electrische Spannung dieser Säule und seiner verschiedenen Theile, durch die Berührung eines sehr empfindlichen Electrometers
eben so stark, als die einer andern Säule
von eben soviel Zink- und Silberplatten, die nur anderthalb Zoll im Durchmesser haben.

10) Die Commotionen dieser Säule von
grofsen Metallplatten waren denen,
welche eine Säule aus eben soviel kleinen Platten giebt, so ähnlich, dafs kaum
ein Unterschied zu bemerken war.

11) Eben so verhält es sich mit dem Laden einer electrischen Flaschenbatterie.
Eine Flaschenbatterie von $137\frac{1}{2}$ Quadratfufs Inhalt ward durch eine einzige Berührung eben so stark von dem grofsen
Electromotor geladen, als von dem aus
kleinern Platten.

Eben diese verhältnifsmäfsige Wirkung
des Electromotors aus grofsen Platten, bestä-
tigten Pfaff und Simon. Ersterer ver-

brannte damit dicken **Eisendrath** wie Zunder
in athmosphärischer Luft, und konnte durch
den Condensator doch kaum Spuren von Electricität erhalten.*). Letzterem gelang es vorzüglich die trefflichsten und gröfsten Funken hervorzubringen **).

Wirkungen des Electromotors auf un-
belebte Stoffe.

Im Allgemeinen beweisen die chemischen
Wirkungen der galvanisch electrischen Thätigkeit ihre Wichtigkeit in allen chemischen
Processen, ja man kann, wie **Pfaff** sagt, „jetzt
„schon die Vermuthung wagen, dafs der Gal-
„vanismus es ist, welcher die unendliche Man-
„nigfaltigkeit der inviduell bestimmten Ma-
„terien hervorbringt, gleichsam als dasjenige
„Princip, das dem Gestaltlosen Gestalt giebt,
„und den ewigen Wechsel der Natur be-
„gründet. Wir werden aufhören, bei den
„sogenannten einfachen Stoffen der antiphlo-

---

*) Gilberts neue Annalen der Phys. IX Bd. 2 St.
S. 264.

**) Ebend. IX Bd. 4s St. nebst Abbildung.

„gistischen Chemie stehen zu bleiben, sie
„werden uns immer mehr als verschiedene
„Potenzen einer Grundkraft erscheinen, an
„denen das Ponderable wahrscheinlich durch-
„aus identisch ist *)." — Hr. Treviranus
vermuthet sogar, dafs zwischen der Erde
und dem Monde ein beständiger galvanischer
Procefs statt finde, der durch den Einflufs
der Sonne modificirt werde, und dafs dieser
vielleicht den Grund aller meteorologischen
Veränderungen enthalten, weil sich die
Hauptbedingungen des Galvanismus (nämlich Einwirkungen zweier Körper von einem verschiedenem Grade der Oxydations-
fähigkeit auf einander und auf eine oxydirte
Flüssigkeit) bei der Erde und dem Monde
wiederfinde. Die Entscheidung dieser Frage
beruhe hauptsächlich auf die Bestimmung:
ob galvanische Processe auch ohne Berührung der galvanischen Excitatoren möglich
sei oder nicht? Dem zufolge müfsten die
tägliche Ebbe und Fluth der Athmosphäre,
die Exacerbationen und Remissionen der Fieber, so wie die Entstehung der epidemischen
Krankheiten aus den Wirkungen des Galvanismus auf die leblose Natur erklärt werden. **)

---

*) Nordisches Archiv, zweit. Bd. erst. St. S. 152.
**) Gilberts Annal. d. Phys. VIII. Bd. erst. St.

Die Beweise der sichtbaren Einwirkung galvanischer Excitatoren auf unorganische Körper habe ich bereits erwähnt (s. oben S. 41. 42. 43.) Von der Einwirkung des Electromotors aber auf die ihn umgebende Athmosphäre, auf das Wasser, auf verbrennliche und leichte Körper muſs ich umständlicher sprechen.

Daſs ein wirksamer Electromotor die ihn umgebende Luft zersetze und den Sauerstoff derselben absorbire, erhellt aus einigen uber einer pneumatischen Wanne unter einer Glascampane angestellten Versuchen von Biot und Cuvier. Denn es fand sich ohngefähr ein Fünftheil der ganzen Gasmenge absorbirt, der Rückstand war merklich leichter als athmosphärische Luft und verlöschte Wachslichter augenblichlich, woraus man schlieſsen muſs, daſs er Stickgas sey. Im geschlossenen Zustande absorbirt die Säule weit mehr Sauerstoff als im nichtgeschlossenen *) Aus dieser Absorbtion des Sauerstoffs erklärt sich die ungleich heftigere Wirkung des Electromotors im Sauerstoffgas. Auch nahmen hievon Fabroni und Haldane ihren vorzüglichsten Grund fur die Meinung

---

*) Annales de Chimie, Tom. 39, no. 117. p. 242. flg. vergl. Gilberts Annalen d. Phys. X. Bd. 2. St.

nung **her,** daſs die ganze Wirkung der galvanischen Electricität auf einem chemischen
Processe berühe, also lediglich für ein Verbrennen zu halten sei, ähnlich dem, welches bei der Vermischung von Schwefel, Ei-
senfcilspänen und Wasser entsteht *).

Um die Gasarten aus dem Wasser zu
entwickeln, leitet man von beiden Polen des
Electromotors Dräthe ab, deren Spitzen in
einer mit Wasser gefüllten, auf beiden Seiten mit Kork wohlverschlossenen Rohre einander gegenüber stehen und schlieſst dadurch
die ganze Kette. Es erfolgt hier auf der
Seite des von unserer Silberseite (nach S. 85.)
kommenden Draths eine Entwickelung von
Wasserstoffgas, von der Zinkseite aber Sauerstoffgas. Hat man sich kupferner oder mes-
singener Dräthe bedient, so oxydirt sich auf
der letztern Seite der Drath gänzlich und
es steigt nur auf der erstern das Wasserstoffgas auf. Hat man sich silberner Dräthe bedient, so giebt der Gasgebende oder Hydro-
gendrath wenig Luft, es setzen sich aber
schöne Silberdendriten an ihm an. Herr
Gruner **) erklärt dies aus der am Hydro-

*) Nicholson Journ. of nat. philos. IV. pag. 313.
Gilberts Annal. VII Bd. St. 2.

**) Gilberts Annalen VIII. Bd. 2. St. S. 216.

G

gendrath erfolgenden Reduction des am Oxy-
gendrathe entstandenen' Silberoxyds. Gold-
oder Platinadräthe sind zur Eutwickelung
beider Gasarten am pafslichsten. Sie müssen
so in das mit Wasser angefüllte Rohr eingesenkt werden, dafs die Enden beider im Wasser ungefähr $\frac{1}{2}$ Zoll voneinander abstehn und
in der Röhre, welche eine perpendiculäre,
der Säule conforme Richtung haben mufs,
frei hangen.

Folgende Umstände sind es, auf welche
die grofsere, oder mindere Zersetzung des
Wassers beruht.

1) Es steht die Menge des aus dem Was-
    ser entwickelten Gas mit der Stärke der
    galvanischen Wirkung im Electromotor
    in Verhältnifs, wenn die Umstände übri-
    gens gleich sind.

2) Je weiter die Spitzen der beiden Me-
    talldräthe in der Zersetzungsröhre von-
    einander abstehen, um so viel stärker
    mufs die Galvanische Action seyn, die
    durch sie Luft aus dem Wasser entwik-
    keln soll. (Auf diese beiden Grundsätze
    beruht die Einrichtung desjenigen In-
    struments, welches Dr. Oersted als
    zweckmäfsig zur Messung der galvani-
    schen Thätigkeit vorschlug. Es besteht
    aus einer Glasröhre, die mit Wasser ge-

füllt wird und auf einem jeden Ende
mit einer Messinghülse verschlossen ist.
Durch diese Hülsen gehen 2 sehr dünne
Golddräthe, die in feinen Glasröhren eingekittet sind. Der eine Drath läfst sich
im Leder hin und her schieben, damit
der Abstand beider nach Belieben vermehrt oder vermindert werden kann.
Von dem untern Ende der Röhre steigt
eine feine Glasröhre mit enger Oeffnung
auf, in welcher alsdann das Wasser stei-
gen muſs, wenn sich in der gröſsern
Röhre Luft entwickelt. Das stärkere
oder geringere Aufsteigen der Luft bei
weiterm oder näherm Gegenüberstehen
der Drathspitzen in der Zersetzungsröhre
geben hier einen richtigen Maaſsstab
der Wirksamkeit des Electromotors ab.)

5) Je näher am Ende des Electromotors
die Gaserzeugung und Oxydirung im
Wasser vor sich gehen, desto lebhafter
erfolgen sie. Daher müssen die Dräthe,
welche die Zersetzungsröhre mit den Polen
des Electromotors verbinden, nicht zu lang
seyn. Indessen erstreckte sich doch bei
einem Versuche des Hrn. Prof. Huth *)

---

*) Gilberts Annalen der Phys. Zehnter Band,
erst. St.

die chemische Wirkung einer hundert-
schichtigen Silber-, Zink- und Salzwas-
sersäule durch zwei 16 Zoll lange und
neun 39 Zoll lange unterbrochene, aber
mittelst Messingdrath mit einander verbundene Wassersäulen. Die Länge
der Ketten, der Säule, der Dräthe
u. s. w. hinzugerechnet, wirkte in
dieser Verbindung jedes Ende der
Säule auf eine Länge von 430 Zollen.
Doch ist in den mittelsten Röhren einer aus mehreren mit Wasser gefüllten
Röhren bestehenden Verbindungskette
sowohl die Gaserzeugung als die Oxydirung am schwächsten; und wenn eine
solche Verbindungskette sehr lang ist,
so bemerkt man in den mittlern Röhren zwar Oxydirung, aber keine Gaserzeugung.

Sind dem Wasser fremde Körper beige-
mischt, so werden sie zuerst zersetzt. So
z. B. senkt sich bei dem Urin zuvörderst
der Schleim zu Boden, eher die Flüssigkeit
selbst zersetzt wird. Herrn Prof. Grimm
scheint dies ein Beweis zu seyn, daß man von
der Anwendung des Galvanismus die Auflösung des Blasensteins hoffen könne *). Die

---

*) Gilberts Annal. der Phys. 7. Bd. 4. St.

(unten angeführten) Erfahrungen beweisen das Gegentheil. —

Diese Veränderung im Wasser geschieht nur wenn die Kette geschlossen wird, und in der Zersetzungsröhre eben sowohl als in der zwischen den Metallplatten befindlichen in den Tuchplatten aufgenommenen Flüssigkeit. Was aber die Urfache derselben und der Gasentwickelung sey, darüber können wir aus den bisherigen Erfahrungen noch nicht vollkommen entscheiden. Würde es durch genaue Gewichtsversuche vollkommen bestätigt, daſs die gebrauchte Wassermenge, auf welche man den Electromotor so einwirken lieſs, daſs eine beträchtliche Menge Luft sich aus derselben entband, keinen Verlust erlitten hatte, so könnte man weder auf eine Zersetzung des Wassers in seine der Lavoisierschen Theorie gemäſs angenommene Bestandtheile, noch eine eigentliche Verwandlung des Wassers in die beiden Gasarten statuiren, sondern man müſste blos auf eine Entbindung gasartiger Stoffe aus dem Electromotor und Uebergang derselben durch die Dräthe ins Wasser schlieſsen. Hrn. Gruners Versuche hierüber zeigten ihm nicht den geringsten Verlust an der gebrauchten Wassermenge *). Eben dies lehrten mich

*) s. Gilberts Annal. d. Phys. VIII. Bd. 2. St. S. 216.

eigne Versuche, die ich indessen noch fortsetzen und wiederhohlen werde. Auch bemerkt
man bei genauer Betrachtung der Luftentwickelung das unmittelbare Entstehen und
Hervorkommen der Luftbläschen an der
Spitze der Dräthe. Da es nun durch ältere
und neuere Versuche erwiesen ist, dafs positive Electricität die oxygengebende, negative Electricität die hydrogengebende ist, und
wir demnach da, wo durch Electricität Sauerstoff hervorgebracht wird, auf die Gegenwart jener, wo Wasserstoff durch sie erscheint,
auf das Vorhandenseyn dieser schliefsen dür-
fen *), so scheint durch diese Phänomene
der Gasentwickelung nur der von Schelling aufgestellte Grundsatz, dafs der Sauerstoff das Princip der positiven, das Hydrogen dagegen das Princip der negativen Electricität sey **), bestätigt zu werden und also in einem wirksamen durch Wasser ge-
schlossenem Electromotor bei dem Ausflusse
beider Stoffe ein Uebergang und Aufsteigen
derselben im Wasser statt zu haben. Selbst
das Gewichtsverhältnifs beider Gasarten scheint
dies zu bestätigen; denn das in dem Wasser,

---

*) M. s. Reinhold's Abhandlungen in Gil-
berts Annalen, 10. Bd. 4. St. und im 11. Bande.
**) s. Dessen Zeitschrift für speculative Physik,
Bd. 1. Heft 2. S. 90 flg.

womit die galvanische Kette geschlossen ist,
aufsteigende Hydrogengas verhält sich zu
dem Oxygengas wie 85 zu 15, weil der
gröfste Theil des Sauerstoffs an das oxyda-
belste Metall übergegangen ist, und dies
verkalkt hat. Die Menge der ins Wasser
übergegangenen gasartigen Stoffe richtet sich
überhaupt nach der Stärke der Einwirkung des
Electromotors, daher Prof. Simon die Zersetzungsröhre als ein Galvanoscop (eigentlich Gal-
vanismoscop) betrachtet um damit die Stärke der
Wirkungen verschiedener Säulen gegen einander zu vergleichen, indem die Stärke ihrer Wirkung in geradem Verhältnisse der
Räume stehe, welche die vermittelst ihrer
in einerlei Zeit entwickelten Gasarten ein-
nehmen. *)

Cruikshank nahm, um die Erscheinungen der Gasentwickelung befriedigend zu
erklären, einen doppelten Zustand für den
galvanischen Strom, einen oxydirten und desoxy-
dirten an. Bei dem Uebergange aus den Metallen in Flüssigkeiten, die Sauerstoff enthalten, be-
mächtige er sich desselben und werde oxydirt, bei dem Einströmen in das Metall aber

---

*) S. Gilberts Annal. VIII. Bd. 1. St. S. 28.
Taf. 1. Fig. 11.

nehme er seinen vorigen Zustand wieder an,
und werde desoxydirt. Ströme nun z. B. der
unoxydirte galvanische Strom aus dem Drathe
des Silberendes in das Wasser über, so be-
mächtige sich derselbe des Sauerstoffs im
Wasser und entbinde den Wasserstoff, der
sich zugleich in Gasgestalt zeigt, trete er aber
in den Drath der Zinkseite zurück, so lasse
er den aufgenommenen Sauerstoff wieder
fahren und dieser entfliehe entweder in Gasgestalt, wenn der Drath von Gold ist, oder
oxydire denselben, wenn er von einem andern Metall ist, oder verbinde sich mit einem Antheil Wasser zur Salpetersäure, welches die Erfahrung ebenfalls bestätigt; denn
Pfaff und Böckmann beobachteten beim
Wasserzersetzen mit destilirtem Wasser in
der Hälfte des Wassers auf der Oxygenseite
den Geruch von salpetriger Säure sehr merklich und eine Prüfung dieses Wassers mit
verschiedenen Reagentien zeigte die deutlichsten Spuren der Salpetersäure. *)

Zum Beweise dieser Hypothese führt
Cruikshank noch an: daſs alle Flüssigkei-
ten, welche keinen Sauerstoff haben z. B.
Alkohol, Aether, den galvanischen Strom nicht

*) S. Gilberts Annalen d. Phys. VII. Bd. S. 519.
und 245.

hindurchleiten, dafs hingegen die, welche Sauerstoff enthalten, ihn fortleiten *).

Herr von Hauch nimmt ebenfalls zwei entgegengesetzte Ausströmungen von den entgegengesetzten Seiten der galvanischen Batterie an, welche aus verschiedenen Grundstoffen oder Bestandtheilen zusammengesetzt seien, die wegen ihrer Verwandschaft mit einander ein Bestreben äufserten, sich mit einander zu verbinden, und da die Wärmematerie und Lichtmaterie vermuthlich eine bedeutende Rolle bei den galvanischen Phaenomenen spielen, so scheine es nicht unpassend, dieselben als den einen Bestandtheil des galvanischen Fluidums anzunehmen und diesem den gemeinen Nahmen Feuermaterie zu geben, die er mit F, den andern uns unbekannten Bestandtheil hingegen mit G, bezeichnet. Das galvanische Fluidum von der Zinkseite der Batterie bestehe aus — F und — G und der von der Silberseite aus +F und +G. Die Verwandtschaft zwischen +F und dem Wasserstoff sey stärker als zwischen +F und +G und andererseits auch wieder die Verwandtschaft zwischen — F und dem Sauerstoff stärker als zwischen —F und —G, in beiden Fällen aber stärker als die Verwandtschaft zwischen dem

---

**) Nicholson Journal Vol. IV. p. 254. fig. Gilberts Annalen d. Phys. Bd. VII. St. S. 88. fig.

Sauerstoff und Wasserstoff des 'Wassers. Darum müsse der Galvanismus der Silberseite (S. G.) indem er den Metalldrath verlasse vermittelst der Verbindung von $+F$ mit dem Wasserstoff des Wassers Wasserstoffgas hervorbringen, wodurch denn der Sauerstoff des Wassers frei werde, sich mit $-F$ von ZG vereinige und Sauerstoff bilde. Das von beiden Seiten frei gewordene $+F$ und $+G$ behalte seine Tendenz zu den Metalldräthen und vernichte sich einander durch gegenseitige Verbindung; man könne es daher mit $o\ G$ bezeichnen *).

Um zu entscheiden, ob das Aufsteigen des Wasserstoffgas und Sauerstoffgas blofs von der Trennung beider in der lavoisierschen Chemie als die Bestandtheile des Wassers aufgestellten Stoffe herrühre oder ob nicht wirklich das Wasser selbst in jene Gasarten verwandelt werde, versuchte man es, die galvanische Electricität beider Pole auf zwei verschiedene getrennte Wasserportionen einwirken zu lassen und erhielt dabei in jeder Portion ein eignes Gas. Pfaff bediente sich zu dieser Trennung eines durch eine wasserdichte Scheidewand in zwei mit Wasser gefüllte Hälften abgetheilten Gefäfses. Die Scheidewand hatte nur auf einer Stelle eine Oeff-

---

*) Nordisches Archiv der Naturkunde, A. W. u. s. w. zweiter Bd. zweites St. S. 41.

nung, die mit einem wohl durchnetzten
Pfropf vollkommen verschlossen war. Ueber
die beiden Hälften des Gefäßes, in welche
Golddräthe von den beiden Polen der Säule
geleitet waren, waren Cylinder angebracht,
in welchen die in jeder Hälfte sich absondern-
den Gasarten eine jede für sich aufgefangen
ward. Das galvanische Fluidum ward hier
durch den nassen Pfropf hindurchgeleitet,
ohne daß an den beiden Polen des Pfropfes
selbst eine Luftentwickelung statt fände. In
10 Tagen, durch welche der Versuch mit
diesem Apparat fortgesetzt ward, erhielt Hr.
Pfaff 3 Kubiczoll Wasserstoffgas und in der andern Abtheilung 1 Kubiczoll Sauerstoffgas. Auf
diese Art glaubt Herr Pfaff, werde der wichtige
Satz fest begründet, daß das Wasser, in der
Sprache der Chemiker zu reden, ein elemen-
tarischer Stoff sey und nach Belieben in Sauerstoff oder Wasserstoffgas verwandelt werden
könne. „Was schon Lichtenberg als Hy-
„pothese hingeworfen,“ sagt Pfaff, „was ich
„in meiner Schrift über thierische Electrici-
„tät und Reitzbarkeit zu einer Erklärung der
„Erscheinungen der Muskelreizbarkeit be-
„nutzte, daß nähmlich das Wasserstoffgas sich
„vom Sauerstoffgas wie + und — unterscheide,
„jenes Wasser mit negativer, dieses Wasser
„mit positiver Eelectricität sey, scheint durch

„die neuern galvanischen Versuche, nun bis
„zur Evidenz erwiesen." *). Davy bediente
sich zur Trennung der beiden Wasserportionen der thierischen Fleischfiber und erhielt
ebenfalls aus der einen blofs Sauerstoffgas
aus der andern blofs Wasserstoffgas. — Doch
trennten diese Scheidungsmethoden die
beiden Gasentbindungen nur mechanisch, so
dafs kein Wasser von einem Orte zum andern herüber kommen konnte. Um aber zu
einem sichern Resultat zu gelangen, suchte
Ritter die beiden Wasserportionen chemisch
zu trennen, d. i. das Scheidungsmittel durfte nicht selbst von der Art seyn, dafs seine
beiden Extremitäten in Berührung mit Wasser auf eben dieselbe Art Oxygen und Hydrogen darstellen, als die Dräthe, zwischen
welchen diese Gasarten entbunden werden,
oder es darf keine chemischen Pole haben,
mufs also etwas von wässerigen Feuchtigkeiten verschiedenes seyn. Darum bediente sich
Herr Ritter.**) der concentrirten Vitriolsäure, um nicht nur, wie bei Davy's und
Pfaffs Versuchen die Producte, sondern auch

---

*) Gilberts Annalen der Physik 7ten Bds.3s St.

**) S. Gilberts Annalen der Physik IX Bd. drit-
tes St. Voigts Magazin f. den neusten Zustand der
Naturkunde zweiter Bd. zweites St. Weimar 1801.
S. 356.

die Quellen derselbigen von einander zu
trennen. Das hiebei sich zeigende Resultat
war nun, daſs die beiderseitigen Erscheinungen
des Oxygens und Hydrogens nicht das Product einer ungetheilten Zersetzung seien,
deren Sphäre sich vom Ende des einen Draths
bis zum Ende des andern erstreckte, sondern
daſs die Erzeugung jeder dieser Gasarten ein
Proceſs sei, der ganz und gar nicht mit dem
der Erzeugung des andern zusammenhange
und daſs beide durchaus ganz unabhängig von
einander und einzeln statt haben können.

Ich würde mich hier zu weit in das Ge-
biet der Chemie verbreiten müssen, wenn ich
alle Gründe und Gegengründe für Ritters.
Meinung: daſs das Ponderable beider Gasarten bloſses einfaches, aber verwandeltes Wasser sey, angeben wollte *). Herr Ritter be-
trachtete die beiden Wasserportionen, deren
jede ihr Gas liefert, als völlig getrennt, und
die concentrirte Schwefelsäure als einen Zwischenleiter, woran kein Gas erzeugt werde.
Herr von Arnim wiederholte seine Versuche, bekam aber verschiedene Resultate. An
beiden Seiten entwickelte sich Gas in der
concentrirten Schwefelsäure und zugleich bemerkte er in der Schwefelsäure die Bildung

---

*) Am vollstandigsten findet man diese in Dr.
I. F. Erdmanns Inauguraldissertation. Wittenb.
1801. Dresd. b. Gerlach.

der Salpetersäure *). Ueberhaupt aber kommt
hiebei zwar jede Gasart einzeln, jedoch .im-
mer in Verbindung mit andern an einer nicht
weit entfernten Wassermasse zum Vorschein.'
Auch vermuthet Hr. Prof. Simon mit Grunde, daſs die Einwirkung der voltaischen Säule vielleicht bloſs eine Oxydirung und Des-
oxidirung des Wassers sey, da mehrere
Stoffe bei verschiedenen Verhältnissen ihrer
Bestandtheile unter abwechselnden Modificationen erschienen. Vielleicht werde durch die
Wirkung des Galvanismus bloſs das Verhältniſs der respectiven Bestandtheile des Wassers oder der Oxyde d'Hydrogene verändert **).

Um aus dem Electromotor Funken zu
erhalten, ist das einfachste Verfahren, einen
etwa $\frac{1}{2}$ Linie dicken nicht oxydirten Eisendrath z. B. an die unterste Silberplatte zu
befestigen nnd mit dem andern Ende die
oberste Zinkplatte zu berühren. Weniger
deutlich sind die Funken, wenn man sich
Drathe aus andern Metalle bedient ***). Sehr
lebhaft erhält man sie, wenn man die bei-

*) Gilbert Annalen VIII. Bd. St. 2.
**) Scherers Journal der Chemie III Bd. 31stes
Heft.
***) Böckmann in Gilberts Annal, acht Bd.
2tes St.

den Dräthe am Lichte schwarz macht und
gleichsam mit einem feinen Kohlenstaube
überzieht. Die Kohlentheile wirken als die
feinsten Spitzen. Daher entsteht sichtbares
Brennen des Ueberzugs eines Thalers z. B.
den man an dem Lichte schwarz gemacht hat,
wenn man ihn mit beiden Dräthen der Pole
des Electromotors berührt. Daſs hier offenbar eine Verbrennung vorgeht, zeigen die
Versuche an groſsen sehr wirksamen Electromotoren. Ein Blatt feines Gold an die
Zinkseite einer Säule von 180 Lagen gebracht
und mit dem Drathe der Kupferseite berührt,
verbrannte mit einem knisterndem Geräusche
und vortrefflicher Lichtentwickelung. Feines
Blattsilber brannte mit einem schönen grü-
nen Feuer, Messing mit einem röthlich blauen,
gewalztes Kupfer mit einem smaragdgrünen,
Zink mit einem weiſsblauen, Zinn mit röth-
lichweiſsem. Verbrennt man edle Metalle
in einer hohlen Glaskugel, so verschwindet
das Metall bis auf das letzte Atom und legt
sich als Oxyd an die Wände der Kugel an *).
Starke sonnenartige Funken erhält man nur
durch Berührung eines feinen, am Haken

---

*) Beschreibung der am 8ten April 1801 in der
Versammlung der kurf. Akad. nützlicher Wissensch.
zu Erfurt angestellten Versuche in den Erfurter gel.
Anz. 1801.

der obern Zinkplatte hängenden Goldplätt-
chens mit der Spitze eines sehr feinen Draths.
Auf diese Art lockte Hr. P f a ff aus einer
Säule von 8 Lagen, besonders bei starker
Erwärmung schon Funken hervor. Sehr
wirksam zu diesem Behuf zeigten sich auch
alle Braunsteineize, besonders je erdiger und
zerreiblicher sie waren, auch die Holzkohle
und der Graphit *).

Dünne Dräthe z. B. Klaviersaiten, die mit
den beiden Polen des Electromotors, vorzüglich
wenn dieser grofs und wirksam ist, in Verbindung stehen, ziehen einander an und beweisen eine ziemlich starke Adhaerenz nach
erfolgter Berührung. Da dies Anziehen und
Abstofsen sich ebenfalls an Goldblättchen
beweifst, so bedient man sich des Electrometers als eines sichern Galvanismometers (nach
Prof. H u t h s Bemerkung **), unstreitig die
richtigere Benennung dieses Werkzeuges statt
Galvanometer, weil es nicht die Stärke des
Galvani, sondern des Galvanismus anzeigen
soll.) Eben hierauf gründet sich auch Dr.
Bischofs von Hrn. Voigt ausgeführte Idee
eines Galvanismometers ***).

---

*) Gilberts Annalen 7. Bd. S. 516.
**) Gilberts Ann. 10. Bd. 1. St. S. 47.
***) S. Bischofs angef. Schrift Tab. 2 Fig. 3. 4.

Er-

Erscheinungen, welche sich bei der Einwirkung des Electromotors auf die Organe thierischer Körper und auf organische Stoffe zeigen.

Die bekannte Erscheinung, dafs electrische Schläge das Sauerwerden des Biers, des schlechten Weins und das Faulen der animalischen Stoffe befördert, bestätigt sich auch als Wirkung der galvanischen Electricität. Prof. Grimm beschleunigte die Gährung im Ungarwein durch das Einwirken eines kleinen Electromotors *). v. Arnim säuerte dadurch rothen Wein in 2 Stunden und Pflanzenschleim gieng bald nach einander erst in eine weinige, dann in die faule Gährung über. Blut faulte dadurch sehr schnell. In einer mit Urin angefüllten Röhre überzogen sich die Dräthe eine beträchtliche Zeit mit einer weifsen Masse, nach deren Abfallen erst die Gasentwickelung vor sich ging. Die weifse Masse selbst, eigentlich der Harnstoff des Urins, roch schon nach 2 Stunden so unangenehm, wie sonst erst nach Wochen. Eiweis und noch schneller Eidot-

*) Gilberts Annal. der Phys. 8. Bd. 3. St.

ter nahmen, bald einen unangenehmen Geruch an. Die Erscheinungen, welche diese
Stoffe dabei darboten, waren mannigfaltig.
Das Eiweis verwandelte sich an der Hydrogenseite in eine weifse, schaumige, un-
durchsichtige Masse, der durch Kochen in
der Gerinnung ähnlich; an der Sauerstoffseite legte es sich nur in einer etwas dich-
ten aber völlig durchsichtigen Masse an.
Das Eidotter legte sich an beide Dräthe
an, es wurde an der Sauerstoffseite etwas
dunkler gelb, an der Hydrogenseite etwas
weifser, und die Gasentwickelung war sehr
gering. Samenfeuchtigkeit verhielt sich
ganz wie Eiweis; nur griff sie durch die
deutlich darin gebildete oxydirte Salzsäure das
Gold stark an, welches indessen auch ohne Galvanismus geschieht, woraus die Gegenwart der
oxydirten Salzsäure darin zu folgen scheint *).

Galle ward zersetzt, einige feste schlei-
mige Theile sonderten sich ab und fielen
nieder. In der Säule zur Anfeuchtung der
Tuchplatten angewandt, befördert sie eben-
falls die Oxydation der Metalle und die
Wirkung der Säule. Gallensteine in der
Zersetzungsröhre litten keine Veränderung.
Mit Blasensteinen habe ich vielfältige

---

*) s. vergl. Grimm a. a. O. und von Arnim in
Gilberts Annal. VIII. Bd. 3s St.

Versuche gemacht. Ich liefs Säulen von 100
bis 200 Platten auf destillirtes Zersetzungs-
wasser, in welches ich Blasensteine von verschiedener Consistenz zwischen die Spitzen
der Dräthe gebracht hatte, Tagelang wirken,
ohne dafs auch, selbst bei den mürbesten,
die mindeste Gewichtsabnahme zu spüren
war. · Vielmehr waren diese um einige Grane
schwerer geworden von der Aufnahme des
Wassers, welches indessen aber auch bei andern in blofses Wasser gelegten geschah.
Eine besondere Einwirkung des verstärkten Galvanismus auf todtes thierisches
Fleisch bemerkte man, als man um nach
Davy's Methode Flüssigkeiten in verschiedenen Röhren der Einwirkung des Electromotors auszusetzen, 2 Röhren unten durch
einen Streifen mageres Rindfleisch vereinigte
und durch herumgebundene genäfste Blase
luftdicht verschlofs, darauf beide Röhren
oben mit Korkstöpseln verstopfte, durch
welche die von beiden Polen des Electromotors kommenden Dräthe luftdicht giengen. Hiebei giebt das Fleisch einen guten
Leiter des Galvanismus ab, ohne jedoch selbst
eine Gasentwickelung zu veranlassen, und
man bemerkt jederzeit, dafs das der Silberseite zustehende Fleischende eine hochrothe
Farbe- annimmt, und auch eine so -efarbte ·

H 2

Flüssigkeit absetzt, indefs das andere der Zinkseite zugekehrte Ende des Fleisches gänzlich entfärbt wird und ein gallertartiges Ansehn erhält. Eben dies geschieht, wenn man sich beim Schichten eines Electromotors Fleischscheiben statt der nassen Tuchscheiben bedient. Diese werden dadurch gegen die Fäulnifs geschützt, so dafs sie nach mehreren Tagen noch keinen Geruch von Fäulnifs verbreiteten. Da wo sie den Zink berührten, bildeten sie eine röthliche tropfbare Flüssigkeit, wo sie hingegen mit dem Silber in Berührung waren, eine röthlich- weifse schmierige Masse, die sich rund herum ansetzte. Auch wurde diese Flüssigkeit nicht durch den Druck der Metallplatten aus den Fleischscheiben abgesondert; denn sie entstand eher an den obern Schichten der Säule als an den untern, und dasselbe Fleisch einem andern eben so starken Druck ausgesetzt, lieferte diese Flüssigkeit nicht. Aus den Fleischscheiben selbst läfst sich nach dem Gebrauch von einigen Tagen Salmiak auslaugen, denn die Lauge von diesen Scheiben schlägt aus der Salpetersauern Silberauf- lösung Hornsilber nieder und giebt mit ätzendem Kalke angerieben, einen starken Geruch nach Ammonium. *)

---

*) s. die Versuche der Herrn Erman und Si-

In Ansehung der Wirkung der verstärkten galvanischen Electricität auf ganze organische Individuen zeigen Hrn. Treviranus Versuche schon, dafs auch bei Vegetabilien, wenn sie in eine beständig geschlossene Kette versetzt werden, eine auffallende Erhöhung der Reizbarkeit und Beförderung des Wachsthums sichtbar sey. Er bediente sich hiebei entweder eines Gefäfses mit Quecksilber, welches er in das Wasser setzte, in dem die Pflanzen waren oder der Armaturen aus zwei verschiedenen Metallen. Selbst Infusionen litten eine Veränderung der Mischung, die sich durch die Erzeugung strahlenförmiger Figuren um die angebrachten Armaturen darstellte. Je schneller die eingeweichten Substanzen gähren, um desto schneller und deutlicher entstehen jene Figuren. Bestehn die Armaturen aus zwei verschiedenen Metallen, so entstehen die meisten und gröfsten Strahlen, an dem dem Sauerstoff am nächsten verwandten Metalle. Diese Strahlen ziehen sich nach dem Lichte, bekommen Regenbogenfarben und dies um so lebhafter, je wirksamer die galvanische Kette ist. *)

mon in Scherers Journ. der Chimie, VI Bd. 31 H. und Gilberts Ann. VIII Bd. 1 St. S. 42.

*) s. nordisches Archiv 1 Bd. 2 St. Gilberts Ann. VII Bd. 38 und 48 St.

Ueber die Wirkung des Galvanismus in seinen verschiedenen Modificationen auf Frö- sche wurden unzählige Versuche angestellt, deren Resultate ich theils bereits angegeben habe, theils noch berühren werde. Aus Blutigeln zog Hr. v. Hauch vermittelst der Anwendung beider Enddrathe des Electromotors auf ihre Oberfläche auffallende Funken *). Die Thiere selbst krümmten sich, aber es schien ihnen weiter nichts zu schaden. Ueberhaupt aber scheint dabei nur eine Wasserzersetzung auf ihrer beständig feuchten Oberfläche vorzugehen. Die Einwirkung des verstärkten galvanischen Agens auf unsern Körper im Allgemeinen besteht in einer dem electrischen Schlage ähnlichen Empfindung, wenn man z. B. mit nassen Händen oder darin gehaltenem Metall die obere und untere Extremität des Electromotors berührt. Dieser Schlag ist desto stärker, je wirksamer der Electromotor ist. Denn z. B. drei mit einander verbundene starke Batterien gaben bis in die Brust auch wohl zugleich in den Unterleib reichende Commotionen **). Ist man isolirt, so empfindet man diese Commotionen stärker. Natürlich hat man die Empfindung auch,

---

*) Nordisches Archiv II Bd. 2 St. S. 24
**) s. Bourguet in Gilbert Ann. VII Bd. 4 St.

wenn · man die beiden Enddräthe in zwei
verschiedene Gefäfse mit Wasser leitet und
in diesen fafst, also die leitende Verbindung
durch den Körper schliefst. Legt man sie
hingegen beide in einem Wasserbehälter und
fafst sie in diesem, so ist die Empfindung
viel schwächer, weil hier nur ein Theil des
electrischen Ströms durch den Korper als
den bessern Leiter geht. Fassen sich mehrere Personen mit nassen Händen an und
berühren die beiden äufsersten derselben ein
jeder eine der Extremitäten der Säule, so
erhalten sie alle die Empfindung etwas
schwächer als ein einzelner, stärker jedoch,
wenn sie sämmtlich isolirt sind *). Befeuchtung der Theile mit irgend einer Salzauflösung macht sie empfindlicher als blofses
Wasser, und schmerzhaft ist die Application
des galvanischen Agens auf Stellen, welche
ihrer Oberhaut entblöfst sind.

Zeichen eines vermehrten Reizes und
Erhöhung der Reizbarkeit örtlich und überhaupt sind die allgemeinen Wirkungen der
galvanischen Electricität. Daher entsteht ein
gröfserer Zuflufs der Säfte nach der gereizten Stelle, Vermehrung der thierischen Wär-

---

*) s. Bulletin des sciences au 8 Fructidor p. 144.
Gilbert Annal. VII. I.

me und (bei Personen, die nicht ängstlich
sind) Beschleunigung des Pulsschlags. Manchmal bricht sogar der Schweifs aus. Gewöhnlich werden die Personen, welche sich mehrere Tage hinter einander der Wirkung des
Electromotors aussetzen, je länger desto empfindlicher gegen dieselbe. Doch ist auch
dies sehr verschieden, so wie überhaupt die
Wirkung und die Empfindungen, welche die
verstärkte galvanische Electricität hervorbringt, bei verschiedenen Personen sowohl,
als auch selbst bei denselben Personen zu
verschiedenen Zeiten äufserst differirt. Ein
starker galvanischer Schlag durch den Arm
hinterläfst gewöhnlich ein Gefühl von Träg-
heit und Lähmung, welches den ganzen Tag
hindurch fortdauert und um so stärker ist,
je länger man sich der Einwirkung der Batterie ausgesetzt hatte. Hr. Ritter bekam,
nachdem er sich eine Stunde lang der Wirkung einer starken Batterie von 100 Lagen
ausgesetzt hatte, allgemeines Uebelbefinden,
mit Wüstigkeit und Zerschlagenheit, welches
anderthalb Wochen dauerte. Hr. von Arnim fand, dafs ihn das lange Ausdauern in
der Kette in einen dem Somnambulismus
ähnlichen Zustand versetzte, während dessen
bei ungewöhnlicher Lebhaftigkeit und Un-
willkührlichkeit geistiger Thätigkeiten auch

die willkührliche Bewegung der Muskeln,
fast ganz aufgehoben war *). Ich selbst und
viele andre bemerkten blos den ganzen Tag
hindurch Unbehaglichkeit, Wüstigkeit und
darauf folgenden unruhigen Schlaf. Manche
versichern gar nichts der Art darauf zu spüren. Bei einigen, selbst starken Menschen **)
erregt es öftere starke Leibesöffnungen und
Durchfall. Augenentzündungen nach starkern
stundenlangen Lichtversuchen, geschwächte
Empfindlichkeit der Zunge, Schnupfen nach
öftern Versuchen in der Nase, Schwindel
und Kopfweh nach starken Schlägen durch
den Kopf und manchmal erfolgendes Zahn-
weh sind gewöhnliche Folgen dieses für den gesunden Grad der Erregung zu heftigen Reizes.

Die Einwirkung der Metalle auf die
Muskelreizbarkeit war es, welche die ersten
Phänomene der galvanischen Electricität dar-
bot, die man durch eine unendliche Menge
von Versuchen vervielfältigte, deren Resultate ich im ersten Abschnitt von der Geschichte der galvanischen Electricität angab.
Bei grofser Reizbarkeit der Muskeln bemerkt

---

*) Gilberts Ann. VIII Bd. St. 3. S. 277 flg.
**) Quensel's galvanische Versuche in Hufe-
lands Journal d. pract. A. K. XIII Bd. 4s St. S. 130.
Böckmann in Gilberts Annalen VIII Bd. 2tes St.
Grimm in Zadig und Friese Archiv der pract.
Heilk. III Bd. 1s St. S. 60.

man diesen Einfluſs auch ohne alle Entblö-
ſsung der Nerven. Nicht selten sieht man
z. B. beim Veitstanz die schlaffen Glieder
bei der Berührung mit Eisen starr werden *).
Eben dies geschieht bei Personen, welche
durch das Manipuliren in magnetischen
Schlaf versetzt werden **). Unstreitig exi-
stirt, selbst für gelähmte Muskeln, kein hef-
tigerer und durchdringenderer Reiz als die
galvanische Electricität, denn ein nur eini-
germaſsen wirksamer Electromotor z. B. von
40 Lagen bringt in einem sehr gelähmten
Gliede sehr starke Zuckungen hervor, wozu
schon eine beträchtlich geladene gewöhnliche
electrische Batterie gehört, electrische Fnn-
ken aber gar nicht hinreichen. Ueberhaupt
aber sind alle muskulöse Theile des thierischen Körpers, sie mögen dem Einflusse des
Willens unterworfen seyn oder nicht, gegen
die Einwirkung der galvanischen Electricität
empfänglich und werden beide auf gleiche
Art afficirt.

Da die Wirkungen des Metallreizes in
den Muskeln um so lebhafter sind, je reiz-

---

*) m. s. z. B. die Beobachtungen von Wich-
mann in dessen Ideen zur Diagnostik 1 Bd. S. 133.
und von Dr. Joh. Andr. Scherer in Hufelands
Journal XII Bd.

**) s. Heinike vom thier. Magnetismus.

barer diese sind, so zeigt derselbe die Gráde
der vorhandenen Reizharkeit an. Die wichtigsten Versuche hieruber sind die des Hrn.
v. Humboldt (S. 32.) aus denen wir zuerst die mögliche Erhöhung dieses Vermögens durch wechselsweise Application von
Alkalien und Säuren und die unmittelbare
Wirkungsart sehr vieler Stoffe auf die Erregbarkeit *) lernten. Kürzlich hat Herr
Pilger diese Prüfungsversuche an Thieren
vorgenommen, welche durch die Wirkung
mehrerer Gifte getödtet waren, um die Stimmung der Erregbarkeit sogleich nach ihrem
anscheinenden Tode zu erforschen, auf welche Art man ebenfalls im Stande ist, die
Wirkungen von Giften und Medicamenten
auf die Erregbarkeit näher zu bestimmen.
Er stellte seine Versuche an Fröschen, Kanin-
chen und Pferden an, denen er Arsenik,
Sublimat, salzsaure Schwererde, Brechwein-
stein, Auripigment, Kampher, Opium, Belladonna, Wasserschierling, Kirschlorbeer, Ta-
xus, Wasserfenchel, Vitrioläther, Vitriolsäure,
Essig, Ipecacuanha, Wein, rothe China, Phosphor, Baldrian, Entzian und Wolferleiblu-
men bei möglichst nüchternem Magen gab,

---

*) m. s. über die gereizte Muskel und Nervenfa-
ser, Zweit. Bd. 14ter Abschn. Versuche uber die
Stimmung der Erregbarkeit durch chemische Stoffe.

und sie, wenn die Mittel beinahe ausgewirkt hatten, tödtete, nach Hinwegnahme der Bedeckungen mehrere Nerven und Muskeln entblöſste, sie mit Zink und Silber oder Gold und Zink armirte. Bei einem Pferde, welchem er 15 Gran Phosphor gegeben hatte, stürzte beim Oeffnen der Halsblutader das Blut gewaltsam, heiſs und rauchend mit phosphorartigem Geruch heraus und es erfolgten die heftigsten Bewegungen beim Galvanisiren. Bei einem alten Pferde erweckten 3 Loth Opium seine längst erloschene Munterkeit im hohen Grade. Man tödtete es. Das Galvanisiren gab die lebhaftesten Zuckungen und noch 58 Minuten nach dem Tode dauernde Muskelbewegungen. Durch eine halbe Unze Naphtha aber ward bei einem andern Pferde jede Reizempfänglichkeit bis auf unmerkliches Zittern der Muskeln zerstört *).

Ueber den Einfluſs der verstärkten galvanischen Electricität auf Membranen und insonderheit auf die harte Hirnhaut hatte Dr. Reinhold Gelegenheit, einen interessanten Versuch zu machen **). Haller hielt

---

*) s. Pilgers Versuche durch den Galvanismus die Wirkung verschiedener Gifte und Arzneimittel zu prufen. Gieſsen 1801 8.
**) Gilberts Ann. 10r Ad. 4s St.

die harte Hirnhaut für ganz unempfindlich
und reizlos. Der ältere Mekel und Zinn
versuchten mancherlei mechanische Reizmittel auf die von der Hirnschale entblöfste
dura mater lebender Menschen, bemeikten
aber keine hervorgebrachte Empfindung
selbst vom Durchstechen derselben *). Durch
Wrisbergs und Lobsteins Untersuchungen ist es endlich ausgemacht, dafs die feste
Hirnhaut entweder gar keine oder eigentli-
cher nur wenige Nerven besitzt, und dafs
man ihr keinesweges alle Empfindungsfahig-
keit absprechen könne, da sie im kranken
Zustande allerdings schmerzhaft wird. Folgende mit den eigenen Worten des Herrn
Dr. Reinhold erzählte Erfahrung beweifst,
dafs ein chemischer Reiz, wie der der galvanischen Electricität, durchdringender seyn
mufs als die mechanischen, welche die erwähnten Männer anwandten; wenn gleich
die harte Hirnhaut lange nicht diejenige Empfänglichkeit dagegen zeigt als Muskeln und
Nerven. „Nach einem Sturz auf den Kopf
erzählt Hr. Reinhold, entstand durch den
Trepan und die Wegnahme der eingedrück-
ten Tafel des linken Seitenbeins hier eine

---

*) s. Epistolae ad Hallerum scriptae. Vol. III.
pag. 233. sq.

Oeffnung, welche in der Breite $\frac{3}{}$, in der
Länge 5 Zoll hielt, wo die harte Hirnhaut
frei und die Pulsationen des Gehirns deutlich zu sehen waren. Ich setzte den dritten
Tag nach dem Sturze eine Silber- und Zinkstange auf die Hirnhaut auf und verband sie,
der Kranke äußerte indeß nicht die mindeste Empfindung, sondern blieb wie vorher
soporös liegen. Nach 8 Tagen als er mehr
bei sich war, wiederholte ich den Versuch
sowohl mit einfachem Galvanismus als mit
verstärktem, (einer Kupfer-Zinkbatterie von
5 Lagen); auch jetzt versicherte der Kranke
nicht das mindeste zu empfinden. Nach 4
Wochen, als der Patient bei voller Besin-
nung war, ward wieder ein Versuch mit einer Batterie von 10 Lagen gemacht, ein Conductor auf die harte Hirnhaut und der zweite
auf die Zunge gebracht; der Kranke empfand den Geschmack, mit welchem ich ihn
schon vorher bekannt gemacht hatte. Ich
ließ sie beide auf der dura mater ruhen;
er gab ein periodisch wiederkehrendes Ste-
chen, und nicht unangenehmes Gefuhl von
Wärme an, dem ähnlich, als wenn die Sonne
diesen Ort bescheine. Die Kette blieb 3
Minuten geschlossen und ich hatte nun in
der dritten Minute 109 Pulsationen des Gehirns, da ich in der ersten nur 90 zählte;

sie waren also um 19 gewachsen.' Merk-
würdig war es, dafs unmittelbar 'nach der
Schliefsung sich eine sehr bedeutende Ver-
tiefung von gewifs $\frac{1}{2}$ Zoll genau zwischen
beiden Conductoren bildete; die Hirnhäute
waren hier wie eingefallen, obgleich die
Berührung ungemein leise geschahe. Nach
Entfernung der Zuleiter erhob und füllte sie
sich sogleich wieder; die Häute und das Befinden zeigten aufser diesem nichts."

Besonders auffallend beweisen sich die
Eindrücke der galvanischen Electricität auf
die Nerven und vorzüglich die empfindli-
cheren der Sinnorgane.

In jedem derselben bringt sie diejenigen
Veränderungen hervor, welche ihre specifi-
quen Reize auch bewirken, nur in einem
ungleich empfindlichern Grade; im Auge
z. B. einen starken Lichtschein, im Ohre
Sausen und Pochen, auf der Zunge einen besondern Geschmack u. s. w. Setzt man die
beiden ausleitenden Drähte des Electromotors (fig. 1. d, e.) unter beiden Augen zur
Seite auf die mit Salzwasser wohl befeuchtete Haut, so entsteht ein brennender Schmerz
und das Licht vibrirt bald in einem bald im
andern Auge, bald in beiden, so lange die
Drähe auf ihrer Stelle bleiben. Dieselbe
starke Lichterscheinung entsteht, wenn man

einen Drath in einem Glase Wasser mit der
Hand berührt und an die Metallplatte der
andern Extremität das wohlbefeuchtete Au-
genlied halt, am stärksten aber ist der Blitz
im Auge, wenn man an einer über den Au-
genbraunen durch ein Vesicatorum von der
Oberhaut entblöfsten Stelle den einen Drath,
und den andern in die Nase oder den Mund
bringen läfst. Die Blitze und Schläge, welche sich dann durch den ganzen Kopf erstrecken, sind so betäubend, dafs ich Ohn-
machten erfolgen sah, wenn die Säule aus
20 bis 30 Lagen bestand.

Auch auf die andern Sinnorgane hat die
galvanische Electricität einzelner Ketten sowohl als des Electromotors auffallenden Einflufs. Entblöfst man die Stellen gleich hinter den beiden Ohren auf dem Warzenfortsatz ihrer Oberhaut, legt auf die eine eine
Zinkplatte, und auf die andere eine Silberplatte, und verbindet beide durch Metall, so
empfindet man beim Augenblicke des Schliefsens dieser Kette Lichtschein und Pochen
vor den Ohren. Bringt man den Drath d.
fig. 1. in das zuvor befeuchtete Ohr, während man den andern e fig. 1. in einem
Glase mit Wasser in der Hand hält, so bekommt man einen Schlag und starken Schall
im Ohre, der betäubender wird, wenn man

den

noch den Drath b aus dem Wasser in das
andere Ohr hält und so beide Ohren in die
Kettenverbindung bringt. Umwickelt man
die Ohren mit Drath, befeuchtet sie mit
Salzwasser, und taucht dann die Spitzen jenes Draths in die Wassergläser, worin die
an den Extremitäten der Säule befestigten
Ketten liegen, so wird einem schwindlich
und man sieht electrische Blitze. Am stärksten sind die Empfindungen des Schalls und
Sausens im Ohre, wenn man einen in die
eustachische Röhre gebrachten Ohrleiter mit
einer Kette in Verbindung setzt. Taucht
man einen Finger in das eine Wasserglas, in
das andre eine Zinkstange und berührt diese
mit der Zunge, so empfindet man unertragliche
Schmerzen, man sieht Licht und schmeckt
noch einige Zeit nachher einen besondern
säuerlichen Geschmack. Selbst wenn man
die Zähne durch Säuren in den Zustand der
sogenannten Abstumpfung setzt, erfolgen schon
beim Mundversuch durch einfache Metalle
der Lichtschein und der Säuregeschmack,
wenn man die Zinkplatte an die Zähne,
statt am Zahnfleische ansetzt.

Diese Phaenomene ergeben sich sogleich bei
jeder Application eines wirksamen Electromotors auf die genannten Organe. Bei vollkommener und genauer Aufmerksamkeit auf die Em-

pfindungen zeigt sich aber, wie Hr. Ritter vorzüglich zuerst lehrte, ein besonderer Unterschied derselben,

1) je nachdem der Nerv entweder mit dem Organende oder dem Hirnende in der Zinkseite liegt (d. h. dem Zink näher ist, als das den Zink berührende Silber) oder in der Silberseite.

2) je nachdem man die Kette schliefst oder trennt.

Schon aus den verschiedenen Wirkungen der beiden Extremitäten der einfachen galvanischen Kette sowohl als des Electromotors auf leblose oder unorganische Körper, die ich im vorigen Abschnitte erwähnte, läfst sich auf eine ebenfalls verschiedene Einwirkung derselben auf lebende Organe schiefsen.

Ist in der einfachen Kette (z. B. an einem Froschschenkel) der Nerv desselben mit Zink, der Muskel hingegen mit Silber armirt, so sind die Zuckungen der Muskeln bei der Schliefsung der Kette heftiger, weil das Hirnende der Nerven auf der Zinkseite der einfachen Kette liegt, bei der Oeffnung hingegen schwächer. Armirt man aber den Muskel (also das Organende des Nerven) mit Zink und den Schenkelnerven (das Hirnende desselben) mit Silber, so ergiebt sich das Gegentheil. Die Zuckungen der Muskeln sind beim Schliefsen und Geschlossenseyn der Kette schwächer, beim Oeffnen stärker *). Hieraus mufs man schliefsen, dafs der Zink oder Oxygenpol der einfachen Kette an das Hirnende der Nerven applicirt, das stärker' wirkende sey. Legt man ein Stück Silber unter. der Zunge und ein Stück Zink auf der. Zunge, so empfindet man alsdann den säuerlichen Geschmack und das eigne Brennen in der Zunge beim Zusammenschlagen der Metalle stärker, als wenn das Silber auf der Zunge liegt, welches einen alkalischen Geschmack giebt. Eben dies trifft bei dem Electromotor ein. Der Electromotor nach der oben S. 85 angegebenen Construction giebt auf der Zinkseite einen starken Schlag und sauren Geschmack, wenn man die Kette mit der Zunge auf der Zinkseite schliefst, verbunden mit einem Gefühle von Wärme welches bei der Trennung in das entgegengesetzte der Kälte. übergeht. Ist die Zunge dagegen mit der Silberseite in Berührung, so verhält sich alles umgekehrt. — Schon aus dem Gefühle der Finger zeigt sich ein wesentlicher Unterschied in den Empfindungen

---

*) Ritters Beweis, dafs ein beständiger Galvanismus u. s. w. S. 22 Fig. 46.

nach den beiden Polen, auf welchen man
die- Kette entweder schliefst oder trennt.
So ist bei Schlagen in den Fingern der Finger an der Zinkseite des Electromotors so
lange die Kette geschlossen bleibt, gleichsam
wie eingeschnürt, der Finger am Silberdrath
hingegen vom Berührungspuncte aus, gleichsam nach allen Richtungen in gerader Linie
schneidend durchdrungen. Bei der Trennung der Kette hingegen wechseln die Empfindungen: es widerfährt jetzt genau dem
Zinkfinger das, was vorhin dem Silberfinger
widerfuhr und umgekehrt. In Ansehung der
zurückbleibenden Empfindungen und Wirkungen aber richtet sich dennoch der Eindruck auf die Organe nach denjenigen Empfindungen, welche bei der Schliefsung und
dem Geschlossenseyn der Kette eintraten und
es ist den Erscheinungen zufolge keinesweges anzunehmen, dafs etwa der Moment des
Trennens den Eindruck des Moments der
Schliefsung aufhebe; denn der entgegengesetzte Zustand beim Aufheben der Kette ist
weder in der Dauer, noch in der Stärke
dem Zustande beim Geschlossenseyn derselben gleich. Setzt man das Ohr mit der
Zinkseite der Batterie in Verbindung, so ver-
nimmt man einen sehr hörbaren Schall, der
aber bei Silber, Ohr u. s. w. ungleich stär-

ker und eindringender ist. Am auffallendsten sind die verschiedenen Farbenerscheinun-
gen bei der Wirkung des Galvanismus im
Auge. Bei der Verbindung des Auges mit
der Zinkseite des Electromotors hat man bei
Schliefsung der Kette erhohten Lichtzustand
und blaue, bei der Trennung hingegen rothe
Farbe, bei Auge, Silber u. s. w. das Entgegengesetzte beider. So ist auch das Gefühl
in der Nase höchst verschieden, je nachdem
man den Drath von der Zink- oder Silberseite einbringt.. Im letzten Falle entsteht
ein heftiger Drang zum Niesen,, im erstern
aber gar nicht.

. Ueberhaupt ist bei der Einwirkung des
Galvanismus nicht allein eine Verschiedenheit
desselben sichtbar, je nachdem die verschiedenen Pole des Electromotors, und auch der
einfachen galvanischen Kette, qualitativ verschiedene Erscheinungen in den Organen hervorbringen, sondern es ist auch die Wirkung
der beiden Pole in ihrer intensiven Stärke verschieden *). In der einfachen Kette

*) Hr. Dr. Sternberg glaubt bemerkt zu ha-
ben, dafs, wenn man die Conductoren huher streckt
als die obere Ausleiteplatte der Saule ist, man fast
gar keine Wirkung mehr bemerkt, dahingegen durch
das Tieferstrecken der ausleitenden Dräthe die Wirkung verstarkt werde. Er glaubt daher, dafs das
galvanische Fluidum eine Neigung habe, sich nach

ist, wie oben, gesagt, die Zinkseite, wenn
mit, derselben. das Hirnende des Nerven
armirt wird, beim Schliefsen und Geschlossenseyn die stärkere. Eben dies mufs der
Fall beim Electromotor seyn. Wenn ich
daher die befeuchtete Hand mit der Zinkseite in Berührung bringe und das Auge oder
Ohr mit der Silberseite, so ist, da wir die
Nerven für die eigentlichen Leiter der galvanischen Electricität betrachten müssen, das
Hirnende der optischen oder acustischen
Nerven mit Zink armirt, welches dann in
denen Organen, wodurch sich die electrische
Thätigkeit zu der Silberseite des Electromotors fortpflanzt, auffallendere Erscheinungen
und heftigere Wirkungen hervorbringt, als
wenn die Ordnung umgekehrt wäre, d. h.
die Silberseite mit dem Hirnende desselben
in unmittelbarer Communication stünde. Auf
diese Art herrscht vollkommene Uebereinstim-
mung zwischen den Wirkungen der einfachen Kette und denen des Electromotors

der Tiefe zu senken, dafs also die unterste Platte des
Electromotors immer die starkste Action gewahre.
(Reichsanzeiger no. 158. 17. Juni 1801.) Unzahlige
Versuche haben mich aber das Gegentheil gelehrt
und ich finde durchaus keinen Unterschied in der
Einwirkung, der ausleitende Drath mag hoher hin-
aufgehen als seine ausleitende Platte liegt oder tiefer
hinab.

nach unserer Constructionsart, an welchem
Hr. Ritter durch unumstöfsliche Resultate
sehr vielfältiger Versuche bewiesen hat, dafs
die Einwirkung desselben dann am heftigsten sey; wenn die Silberseite mit dem Organende des Nerven, z. B. dem äufsern Auge, Ohr u. s. w. verbunden wird.

Hr. Dr. Grapengiefser hat in seiner
Schrift *) diese wichtige Verschiedenheit in
der Einwirkung des Electromotors, je nachdem man die Zinkseite entweder mit dem
Organende oder Hirnende des Nerven verbindet, gänzlich übersehen. Daher findet
er falschlich einen Widerspruch zwischen
den Resultaten, welche die Ritterschen Versuche am Electromotor und denen, welche
sich an der einfachen Kette ergeben, den er
indessen leicht zu heben weifs, indem er
sagt **): „Dies entsteht blos durch seine
„(Ritters) Art und Weise zu schichten, und
„durch den Namen Silberseite, der durch die
„Silberplatten unter der untersten Zinkplat-
„te entsteht." Darum zieht Hr. Grapengiefser die von einigen Physikern bestimmte
S. 71 beschriebene Constructionsart vor, bei
welcher sich die stärkere Wirkung auf der

---

*) Versuche, den Galvanismus zur Heilung eini-
ger Krankheiten anzuwenden. Berl. 1801. §. 4.
**) a. a. O. S. 58.

Zinkseite des Electromotors zeigt, wenn man
sie mit dem Organende des Nerven verbin-
del. Hätte er jenen Unterschied zwischen
Hirn- und Organende des Nerven überdacht,
so würde er eingesehen haben, dafs gerade
bei seiner Bauart des Electromotors ein Widerspruch in der Wirkung desselben und der
der einfachen galvanischen Kette entstehe.
Schon dieses würde ihn aufmerksam darauf
gemacht haben, dafs vielleicht seine Art zu
schichten doch nicht die ganz richtige seyn
könne, noch mehr aber der Umstand, dafs
die galvanische Electricität in der einfachen
Kette sowohl als in dem Mehrfachen derselben nur durch die Berührung z w e i e r heterogener Metalle in Bewegung gesetzt werden könne, dafs also unmöglich eine einfache Platte auf jeder der Extremitäten des
Electromotors die Modificationen der electrischen Spannung beider Pole verändern könne,
sondern nur als ein blofser überflüssiger Leiter dieselbe Art der electrischen Spannung
fortleite, welche sie von den letzten beiden
einander unmittelbar berührenden Metallplatten erhalten hat. Denn legt man auf
der letzten Silberplatte unsers Electromotors
noch eine nasse Tuchscheibe und eine Zinkplatte, so bleibt die von der Silberplatte em-
pfangene Modification der electrischen Span-

nung immer dieselbe d. h. negativ-electrisch, gasgebend, unwirksamer am Hirnende des Nerven, von alkalischem Geschmack und röthlichem Lichtschein im Auge.

So viel von der Wirkung der Ketten auf organische Theile in den Momenten des Schliefsens und Trennens. Ueber den Einflufs geschlossener galvanischer Ketten auf die thierische Reizbarkeit haben Ritters *) und Treviranus **) genaue Versuche hinlänglichen Aufschsufs gegeben. In der einfachen Kette, z. B. an einem Froschschenkel geben sie folgendes Resultat: Die Irritabilität wird erhöht, wenn der Nerv eines Froschschenkels mit Silber und einer der Muskeln mit Zink armirt wird, und diese Kette eine Zeitlang geschlossen bleibt, hingegen deprimirt, wenn die Ordnung der Kettenglieder die entgegengesetzte ist. Doch sind beide Veränderungen nicht blos quantitativ, sondern auch qualitativ und werden modificirt durch den vorhergegangenen Zustand der Erregbarkeit. Auch giebt es Stellen des Nervensystems, welche die galvanische Action schwächen oder ganz aufhében und theils

*) Beweis, dafs ein beständiger Galv. u. s. w. §. 16. flg. und Gilberts Annal. Bd. 7, S. 477. flg.
**) Ebend, Bd. 8. St. 1. S. 44. flg. und desselb. Bds. 2. St.

hieraus, theils aus dem verschiedenen zu Anfange des Versuchs stattfindenden Zustande
der Reizbarkeit, der Temperatur und der
Beschaffenheit der Athmosphäre entstehen so
viele Anomalien in den Erscheinungen, welche nach der Einwirkung geschlossener galvanischer Ketten auf thierische Organe in
diesen erfolgen, daſs es bis jetzt noch unmöglich ist, ein allgemeines Gesetz für dieselben aufzustellen. Doch ist jene Exaltation oder Depression der Erregbarkeit, welche durch diese Einwirkung verursacht wird,
immer nur auf die mit den Metallen in Berührung stehenden Organe eingeschräkt. —
Daher ist es erklärbar, daſs, wie bereits Ritter in seinem Beweise §. 16. anmerkte,
nach dem Blitz, der im Augenblick des Schlie-
ſsens der einfachen Kette im Auge erscheint,
noch eine gewisse Helle, die zuvor nicht
da gewesen, im Auge zurückbleibt, so lange
die Kette geschlossen ist, und daſs, wenn
das Auge mit dem positiven Zinkpol geschlossen ist, die Helle diejenige übertreffe,
welche vor dem Versuche im Auge war, dahingegen, wenn mit dem negativen Silberpol
geschlossen ward, sie dieser nicht gleich kam.
Mit jener Depression des Zinkendes der einfachen Kette auf das Hirnende des Nerven
angebracht, die sich in dem oben angeführ-

ten Versuch am Froschschenkel zeigt, stimmt
dann auch die Einwirkung des Electromotors auf den menschlichen Körper überein.
Hr. Ritter liefs eine halbe Stunde lang einen Electromotor von 100 Lagen durch Hände, Arme und seinen Körper wirken, wobei
starke schleudernde Zuckungen in den Armen entstanden. Nachher war der mit der
Silberseite verbundene Arm lahm, etwas un-
beweglich und ein Gefühl von Kälte, und
Spannung dauerte längere Zeit nach, dahingegen er in dem andern Arme von der Zinkseite gröfsere Beweglichkeit und das Gefühl
von Wärme spürte. Nach meiner Vorstel-
lung kann hier die deprimirende Eigenschaft
des Zinkpols erst eintreten, wenn sie das
Hirnende desjenigen Nerven erreicht hat, an
dessen Organende die Kette durch den Silberpol geschlossen ist, daher konnte nur der
mit dem Silberpol in Verbindung stehende
Arm die Erscheinungen deprimirter Reizbarkeit liefern. Ob nun diese Depression der
Reizbarkeit eine Folge der Ueberreitzung,
also indirecte Schwäche sey, wie Hr. Grapengiefser glaubt, oder eine unmittelbar
chemische Wirkung, das läfst sich nicht mit
Gewifsheit entscheiden. Für die letztere spricht
die Erscheinung, welche Hr. Treviranus[*])

*) Gilberts Annal. VIII. Bd. S. 44.

bemerkte, daſs das Umkehren der Armatur
das Verhältniſs in der Eriegbarkeit änderte,
die Silberarmatur des Nerven also eine Depression hob, welche die Zinkarmatur hervorgebracht hatte. Wenn Hr. Grapengiefser zur Unterstützung seiner Meinung an-
gieht, er habe den Zinkpol bei seiner Application der verstärkten galvanischen Electricität aufs schwache Gehörorgan stets als
den kräftigsten befunden, so ist dieses zwar
wahr, allein nicht nach seiner Ansicht, denn
(wie bereits gesagt) die einzelne unter dem
Electromotor liegende Zinkscheibe, welche
mit dem Organende in Verbindung steht,
kann die Wirkungsart des Electromotors nicht
anders modificiren; es bleibt also dieses der
Silberpol, und der entgegengesetzte, welcher
bei den Versuchen des Hrn. Gr. mit dem
Hirnende des Gehörnerven in Verbindung
stand, der Zinkpol, von welchem also die
electrische Action durch den Gehörnerven nach
der Silberseite abgeleitet ward.

Findet Einwirkung eines Pols am Electromotor auf organische Theile ohne Schliefsung der Kette statt? Hr. Dr. Bischof
glaubt einmal in den ersten Stunden nach
errichteter Batterie bemerkt zu haben, daſs
ihr positiver Pol am Auge oder an der Na-
senscheide eine Wirkung äufserte, ohne daſs

ihr negativer Pol mit irgend einem Theile
des Körpers in Verbindung stand. Auch ich
bekam einmal auf einer verwundeten Stelle
der rechten Hand heftige Empfindung, da
ich den Drath der Zinkseite fafste, ungeachtet
ich mit der linken Hand in gar keiner Verbindung mit dem Electromotor stand. Bei
genauerer Untersuchung aber fand ich, dafs
wenn meine beiden Hande vom Salzwasser
ganz durchnäfst waren, ich mit der einen
nur auf sechs Zoll der Säule nahe kommen
durfte, indem ich mit dem ausleitenden
Drathe des Zinkpols in Berührung stand,
um einen, auf wunden Stellen sehr empfindlichen, Schlag zu erhalten. Dieses war also
wahrscheinlich, der Fall auch bei Hrn. Bischofs Beobachtung. Es ist gewifs nicht
zu läugnen, dafs der Electromotor eine eigne
leitende Athmosphäre um sich bildet. Die
oben (S. 96) angefuhrte Zersetzung der Luft
unter der Campane durch den Electromotor,
die Einwirkung desselben auf den Electrometer und auf organische Theile beweisen
dies deutlich. Dr. Sternberg *) erzählt
von mehreren Personen, welche ohne den
Electromotor zu berühren, auf einer Entfernung von 3 bis 4 Fufs Weite eine fuhlbare

---

*) Reichsanz. no. 158. 17. Jun. 1802.

Erschütterung erlitten haben. Ganz unwahr-
scheinlich ist dies nicht, da diese Personen
vielleicht stark, transparirten.

Befeuchtung der organischen Theile ist
ein Haupterfordernifs vollständiger Einwirkung des Electromotors auf sie. Doch ist
sie bei sehr verstärkter galvanischer Electricität nicht-unumgänglich nothwendig. Sehr
oft sahe ich eine Leitung durch die trockne
Haut, vorzüglich, wenn sich auf derselben
einige von der unempfindlichen Epidermis
entblöfste Stellen (z. B. sogenannte Nietnä-
gel) befanden. Hr. Prof. Wolke schreibt: *)
„Hr. Grapengiefser sagt, der Galvanismus
„wird durchaus nicht durch die tröckne
„Hand geleitet. Hier, sehe ich täglich das
„Gegentheil davon.“

Theorie der galvanischen Electricität.

Zur richtigen Beurtheilung sämmtlicher
bis jetzt erwähnter Erscheinungen sowohl,
als zur genauen Bestimmung der zweckmä-

---

*) Nachricht von den zn Jever durch die galvani-
voltaische Gehorgebekunst begluckten Taubstummen
und von Sprengers Methode sie durch die voltaische
Electricität auszuüben von C. H. Wolke. Oldenbg.
1802. S. 47.

ſsigen Einrichtung des Electromotors und
Würdigung seiner Einwirkung auf leblose
und lebende Körper ist es unstreitig die
wichtigste Frage: was ist die Grundursache
dieser Erscheinungen? und nach welchen
Gesetzen wirkt dieselbe? Die Ansichten,
welche die am fruhesten beobachteten Wirkungen der galvanischen Electricität auf ir-
ritable Thierorgane gewährten, bewogen einige Naturforscher eine den thierischen Theilen beiwohnende eigne Electricität für die
Grundursach der beobachteten Erscheinungen zu halten, die sie daher thierische Electricität nannten.

Bald aber überzeugte man sich, daſs die
Reitzung bei diesen Versuchen von den Metallen ihren Ursprung nahm, mit denen man
die Muskeln und Nerven armirt hatte, und
nannte die supponirte Grundursach derselben Metallreiz. Die Wirkungen, welche
derselbe auch auf unorganische Körper hatte, verstärkten diese Ueberzeugung, bis endlich Volta's Entdeckung des Electromotors
sie zur völligen Gewiſsheit brachte. Nun
kam es aber darauf an, zu untersuchen, ob
man in dieser von den Metallen abstammen-
den Thätigkeit, die man jetzt gewöhnlich
Galvanismus nannte, eine neue Kraft der Natur entdeckt habe oder ob dieselbe nach

eben den Gesetzen und Bestimmungsgründen
wirke, als die uns schon länger bekannte,
Electricität. Volta hatte bereits seit 1792,
in mehrern Abhandlungen *) die letztere
Meinung vertheidigt, seine Versuche mit
dem Condensator, welche er zu diesem Behuf anstellte, führten ihn im Jahre 1799 auf
die Erfindung des Electromotors und auf die
consequente und befriedigende Theorie der
galvanischen Erscheinungen, welche er im
Jahre 1801 den französischen Naturkundigen
zu Paris vorlegte. Die Basis dieser Theorie
ist eine Erscheinung, von der sich alle übrigen ableiten lassen, nämlich die, daß die
Electricität zweier verschiedenartiger, isolirter, ihr Quantum natürlicher Electricität be-
sitzender Metalle verandert wird, sobald sie
in wechselseitige Beruhrung gesetzt werden.
Bringt man sie aus ihrer Berührung, so ist
das eine Metall positiv und das andere negativ electrisch. Diese Action besteht, so
lange der Contact fortdauert, ihre Stärke ist
aber nicht in allen Metallen dieselbe. Denn
die electrische Spannung, die bei der Berührung von Zink und Silber in jedem dieser
beiden Metalle entsteht, beträgt, nach den
von

---

*) Brugnatelli Annali di Chimica T. XIII. XIV.

von Volta mit dem Condensator angestellten und vielfach abgeänderten Versuchen,
$\frac{1}{20}$ Grad eines Strohhalmelectrometers und
ist im Zinke positiv, in Silber negativ. Andere Metalle geben in ihrer gegenseitigen
Berührung eine um so geringere Spannung,
je weniger sie in dem Vermögen Electricität
zu erregen, von einander verschieden sind
und je näher sie in folgender Reihe oder
Stufenfolge nebeneinander stehn: Silber, Kupfer, Eisen, Zinn, Blei, Zink, in welcher
Ordnung das electrische Fluidum stets vom
Vorhergehenden zum Folgenden getrieben
wird. Es giebt indefs einige Materien, welche die Electricität noch mit mehr Kraft als
das Silber den andern Metallen, besonders
dem Zinke zuzutreiben scheinen, nämlich
Reifsblei, mehrere Arten von Kohle und besonders der schwarze krystallinische Braun-
stein. Letzterer erzeugt in seiner Berührung
mit dem Zinke fast eine doppelt so grofse
Spannung als Silber und Zink, nämlich eine
Spannung von $\frac{1}{30}$ bis $\frac{1}{35}$ Grad *). In der
Auseinandersetzung seiner Theorie äufserte
Volta die sehr wahrscheinliche Meinung,
dafs nicht nur die Metalle, sondern alle Na-

*) 3. Volta's Vorlesung in der Sitzung der phy-
sikal. und mathem. Klasse des Nat. Inst. am 21sten
Novbr. 1801. Gilberts Annal. d. Phys. X Bd. 4. St.

turkörper im Augenblicke ihrer Berührung
eine Wechselwirkung auf ihre respectiven
Electricitäten ausüben.

Da jene angezeigte electrische Spannung
von ohngefähr einem Grade zu schwach ist,
um sich geradezu durch ein Electrometer
offenbaren und merklich werden zu können,
so bediente sich Volta eines Condensators
von folgender Einrichtung, den er auch bereits schon in den philosophical Transactions
in Roziers Journal de Physique und in seinen Briefen über die electrische Meteorolo-
gie *) beschrieben hat. Er besteht aus zwei
Platten oder Scheiben von Messing von 2
bis 3 Zoll im Durchmesser, die vollkommen
eben und von gleichförmiger Oberfläche am
besten so abgeschliffen sind, dafs sie in gehörige Berührung gebracht an einander mit
ziemlicher Stärke adhaeriren, und die auf
denjenigen Flächen, mit welchen sie bei ihrer Anwendung zum Condensator aneinander
applicirt werden sollen, mit einer feinen
Schichte von Siegellack, oder noch besser,
mit einem guten Firnifs von Lack, Copal oder
Bernstein überzogen sind, dergestalt, dafs,
wenn diese beiden Scheiben sich in wech-
selseitiger Berührung befinden, eine äufserst

*) s. Brugnatelli Annali di Chimica a. a. O.

feine isolirende Schicht sie von einander
trenne oder die metallische Berührung ver-
hindere,—die metallischen Flächen selbst aber
so wenig als möglich von einander abstehen. Hierin bestehen die Bedingungen eines vorzüglichen Condensators, besonders
wenn es darauf ankömmt, eine äufserst
schwache Electricität anzuhäufen. Eine oder
beide metallene Scheiben sind noch mit einer mit Siegellack überzogenen gläsernen
Handhabe versehen, um sie mit einem Zuge
nöthigenfalls von einander abziehen und den
einen oder den andern vollkommen isolirt
in die Höhe heben zu können *).

Mit diesem gehörig zubereiteten Condensator stellte Volta folgenden Fundamental-
versuch an: Er brachte ein Stück reines

---

*) Auch kann man sich statt der metallenen
Scheiben holzerner bedienen, die sogar bequemer
sind, da man sie gröfser machen kann, ohne dafs sie
schwer werden, nnd ein Ueberzug derselben mit Staniol oder Silberpapier vollkommen hinreicht. Diese
mussen dann an den Flachen, mit welchen sie sich
berühren sollen, mit einem Ueberzuge von Seide oder
Wachstuch oder gefirnifstem Taffet bedeckt seyn.
Doch erhalt sich die angehaufte Electricitat in diesen
Condensatorscheiben nicht lange, ausgenommen, wenn
die Ueberzuge sehr trocken sind, weil sie bald von
einer Platte in die andere übergeht, während sie in
jenen uberfirnifsten Metallscheiben ganze Stunden
zurückgehalten wird, wenn anders nicht die Platten
feucht sind, oder das umgebende Medium sehr feucht
ist.

oder versetztes Silber, mit einem Stücke Zink
in Berührung, löthete oder schraubte sie zusammen, so daſs sie im innigen Contact standen; indem er nun das Stück Zink zwischen
die Finger faſste, brachte er das Stück Silber
einige Augenblicke mit der obern Platte des
Condensators, während die untere mit dem
Erdboden in Verbindung stand, in Berührung; hierauf zog er das zusammengelöthe-
te Metallenpaar wieder zurück und erhob
die obere Platte des Condensators, welcher
sich die Electricität des Silberstücks mitgetheilt und darin angehäuft hatte. Alsbald
offenbarte diese Scheibe des Condensators eine negative Electricität (—E) von 2 bis 3
Graden und bisweilen von 4 Graden eines
empfindlichen Strohhalmelectrometers, wenn
er nämlich jene Platte demselben näherte und
mit seinem Deckel in Berührung brachte: —
Nimmt man im Gegentheil das mit dem
Zink verbundene Silberstück zwischen die
Finger und bringt den Zink mit der obern
nicht mit dem Erdboden in Verbindung stehenden Scheibe des Condensators (Collectorscheibe nach Volta) zusammen, so wird diese
mit dem Deckel des Electrometers in Berührung gebracht ebenfalls 2 bis 3 Grade
Electricität, aber positive (+E) zeigen.
Doch ist es bei diesem zweiten Versuche

nothwendig das Zinkstück nicht unmittelbar mit der Collectorscheibe in Berührung zu bringen, wenn dieselbe von Kupfer
ist, indem alsdann, weil dies Metall beinahe
mit derselben Kraft, wie das Silber das elec-
ctrische Fluidum in den Zink treibt, das
Zinkstück sich gleichsam in der Mitte zwischen zweien sich beinah gleichen Kräften
befände, die eine entgegengesetzte Richtung
gegen einander haben, welche folglich einander dergestalt aufheben würden, dafs wenig oder nichts von dem electrischen Fluidum in jene Collectorscheibe sich ergiefsen
und sich darin anhäufen, diese also auch kein
Zeichen von Electricität geben wurde. Daher ist es nöthig irgend einen andern nicht
metallischen Leiter, irgend einen feuchten
Körper dazwischen zu bringen; welche Leiter der zweiten Classe, wie Volta sie nennt
keine so starke wechselseitige Action mit den
Metallen haben, oder in Rücksicht auf sie
nur schwache Electricitätserreger sind. Volta bediente sich hiezu eines Stückchens nafs
gemachten Papiers, das er auf die Collectorscheibe brachte und mit dem Zink berührte.
Auf diese Weise bewegt sich das electrische
Fluidum von dem Silber ohne Unterlafs in
den Zink, ferner ohne Widerstand in den
feuchten Leiter und von diesem nach und

nach in die Collectorscheibe, von welcher
man dann, wenn er in die Höhe gehoben ist,
3 Grade positiver Electricität ($+$E) erhält.

Eine andere Art, diesen Uebergang der
Electricität aus dem Zink zu zeigen, machte
Volta schon im Jahre 1796 in Briefen an
Gren und 1798 in Briefen an Aldini (wovon die erstern in Grens Journal der Physik
und letztere in den Annali di Chimica von
Brugnatelli abgedruckt sind) bekannt. Es
werden nämlich Platten von verschiedenen
Metallen, die eine von Zink die andere von
Silber, wovon jede an einer Handhabe gehalten wird, in Berührung gebracht
und nach ihrer Entfernung von einander an
den Deckel des Electromotors gebracht. Auch
in diesen Versuchen, wobei sich die heterogenen Metallplatten als Electricitätsbeweger
verhalten und zugleich noch den Dienst
eines Condensators verrichten, erhält man
3 Grade ohngefähr von positiver Electricität
vom Zinke und eben so viele von negativer
Electricität vom Silber. Dies beweist aufs
augenscheinlichste, dass die Bewegung oder
Impulsion dem electrischen Fluidum durch
diese wechselseitige Berührung der verschiedenartigen Metalle und durch nichts anderm
ertheilt wird.

Um nun zu bestimmen, wie stark eigentlich die electrische Spannung in den beiden angebrachten Metallen sey, kommt es darauf an, zu wissen, um wie viel mal der Condensator, den man angewandt hat, die Electricität condensire. Die leichteste Art, auf welche sich diese Condensation bestimmen lafst, ist unstreitig die, dafs man der Collektorscheibe aus einer genau auf 1, 2 oder 5 Grade geladenen leidener Flache, eine 1, 2 oder 5 Grade des empfindlichsten Strohhalmelectrometers starke Electricität mittheilt, und dafs man dann beobachtet, wie viel Grade man erhält, wenn man sie an ihrer isolirenden Handhabe in die Höhe hebt und schnell mit demselben Electrometer in Berührung bringt. Erhält man auf diese Art eine 100, 150 und mehrfach stärkere Electricität, als jene 1, 2 oder 3 Grade, so sieht man bald, um wie viel jene Electricität angehäuft oder condensirt worden ist, nämlich 100, 150 mal u. s. w. Wenn man demnach findet, dafs der angewandte voltaische Condensator 120 mal condensirt, und man nach der Berührung der beiden mit einander verbundenenen heterogenen Metalle 2 Grade erhält, so mufs daraus geschlossen werden, dafs die electrische Kraft, Intensität oder Spannung, wie sie Volta nennt, in jedem der beiden zusammengefüg-

ten Metallstücke 120 mal geringer, d. h.
$\frac{1}{80}$ Grad gewesen sey, und so zeigte sie sich
bei allen vielfaltigen Versuchen Al. Volta's
positiv im Zink und negativ im Silber, wie
oben gesagt. Mit andern weniger von einander in der Ordnung jener Bewegungskraft
des electrischen Fluidums verschiedenartigen
Metallen ist die Spannung, welche entsteht,
geringer und um so mehr, je weniger sie
von einander verschieden sind, oder je weniger sie von einander in der hier angezeigten Reihe oder Scala (m. s. oben S. 145.)
von einander abstehen.

Es ist also auf alle Art bewiesen, dafs
die electrische Spannung, die positive im
Zink, so wie die negative im Silber ungefahr $\frac{1}{80}$ des Strohhalmelectrometers beträgt,
und dafs sie sich in diesem Zustande während der ganzen Zeit erhält, in der diese
beiden Metalle sich berühren, wofern diese
nicht mit andern Leitern in Verbindung stehen, welche das erregte electrische Fluidum
aufnehmen oder fortleiten.

Den überzeugendsten Beweis endlich,
dafs dies die wahre Spannung ist, welche
diese beiden Metalle in ihrer gegenseitigen
Berührung bewirken, erhielt Volta durch
eine Menge von Versuchen, worin er sich
statt Eines Paars mehrerer Paare solcher

sich berührender Metalle bediente. Je nachdem er 2, 3, 4 solcher Paare nahm, erhielt
er die zweifache, dreifache, vierfache Span-
nung, d. h. von $\frac{2}{60}$, $\frac{3}{60}$, $\frac{4}{60}$ Grad, welches er
durch seinen Condensator bewies, der, in
dem Falle, dafs er 120 mal condensirte, wenn
er von einem einzigen Plattenpaare auf 2
Grade des besagten Electrometers gebracht
worden war, nunmehr von 2, 3, 4, 5, Plattenpaaren auf 4, 6, 8, 10 Grade getrieben wurde.

„Dies," sagt Volta, „war der grofse
Schritt, der mich gegen Ende des Jahres
1799 zu der Construction des neuen erschut-
ternden Apparats (dem Electromotor) führte,
der alle Physiker in Erstaunen setzte, mir
aber vollkommen Genüge leistete, ohne mich
doch zu uberraschen, weil die Entdeckung,
die ich hier erzahlt habe, mir im Voraus
den Erfolg verbürgte."

Es gründet sich also auf die angegebenen Phänomene die Theorie sämmtlicher Erscheinungen des sogenannten Galvanismus
im Allgemeinen, sowohl, als des Electromotors insbesondere. Die letztere gehört so unmittelbar zur Verständigung des Ganzen,
dafs ich sie hier nach den Ideen des verdienst-
vollen Volta's vortragen mufs *).

---

*) mit vorzüglicher Benutzung einiger Abhandlungen
des Hrn. Prof. Pfaff in Gilberts Ann. d. Phys. X Bd. 2 St.
u. d. franz. Ann. f. d. Naturgesch. 1. 2. 3. Heft.

Wie aus dem Vorigen, erhellt, bewies
Volta, daſs wenn zwei heterogene Metalle
(und andere sich in dieser Hinsicht, wie Metalle verhaltende Körper z. B. Kohle u. s.
w.) sich unter einander gehörig berühren,
in dieser Berühiung ein electrischer Proceſs
ganz eigener Art rege wird, den man eine
Störung des electrischen Gleichgewichts oder
eine Electricitätserregung durch Impulsion nennen möchte. Das eine der beiden Metalle wird positiv, das andre negativ
electrisch und zwar so, daſs diese beiden
Electricitäten, so lange die beiden Metalle
mit einander in Berührung sind, sich nicht
wechselseitig binden und latent machen, sondern daſs der Ueberfluſs der einen sich in
jedem Augenblick nach jeder Richtung, (diejenige gegen das andere Metall ausgenommen, von welchem aus der electrische Andrang geschieht) zu ergieſsen und an andre
Körper mitzutheilen strebt; so wie umgekehrt das andre Metall seinen Mangel an
Electricität in jeder Richtung, nur nicht von
der Seite des ersten Metalls her zu ersetzen
sucht. Diese zwiefache durch eine solche
Wechselwirkung zweier Metalle auf einander erfolgende electrische Spannung kann
man nur durch Hülfe des Condensators an
empfindlichen Electrometern darstellen. Durch

eine blofse Uebereinanderhäufung mehrerer gleicher Metallplattenpaare kann dieser electrische Effect aber nicht verstärkt werden. Es erfolgt dadurch entweder nur eine electrische Spannung, wie die eines einzigen Metallplattenpaares oder der Effect ist völlig null, indem, wenn in der ganzen Saule die Metalle sich unmittelbar berühren, die electrischen Impulsionen nach oben und unten sich entweder gänzlich oder wenigstens so weit aufheben, dafs nur eine einzige bleibt.

Wenn Metalle mit feuchten Leitern in Berührung kommen, so findet zwar, besonders, wenn diese mehr oder weniger wässerig sind, ein ähnlicher electrischer Andrang von einem zum andern, und zwar vom Metalle zum feuchten Körper statt; aber dieser Andrang ist so geringe, dafs die dadurch erfolgte Störung des electrischen Gleichgewichts oder die Electricitätserregung unverhältnifsmäfsig viel schwächer als die zwischen zwei heterogenen selbst ungünstig mit einander wirkenden Metallen ist und mit der Electricitätserregung zwischen zwei stark mit einander wirkenden Metallen gar nicht verglichen werden kann.

Hierin sind die Metalle und die ihnen gleich wirkenden Körper, welche Volta Leiter der ersten Klasse nennt, von den feuchten Körpern als Leitern der zweiten

Klasse sehr unterschieden, und in dieser Hinsicht können jene im eigentlichen Verstande
Electricitätserreger genannt werden. Auf die
Eigenschaft des Wassers und ähnlicher Feuchtigkeiten die electrische Impulsion aufzuhalten beruht nun die Möglichkeit einen Electromotor zu
errichten, d. h. die Wirkung eines einzelnen Plattenpaares zu vervielfältigen. Die kleinste voltaische Säule besteht aus zwei Metallplattenpaaren,
die durch einen feuchten Körper von einander
getrennt sind, und ist folgendermafsen construirt:

1) Silber, 2) Zink, feuchter Körper,
3) Silber, 4) Zink.

Im ersten Metallpaare findet eine electrische Impulsion vom Silber zum Zink
statt, wodurch eine einfache electrische
Spannung hervorgebracht wird. Ruhete das
zweite Plattenpaar unmittelbar auf dem ersten, so würde vom Silber 3 eine ähnliche
Impulsion gegen den Zink 2 nach unten
statt finden, als vom Silber 1 gegen den
Zink 2 nach oben, und diese beiden Impulsionen müfsten sich wechselsweise zernich-
ten, es bliebe daher blos die electrische Impulsion vom Silber 3 nach dem Zink 4 und
folglich blos der einfache Effect eines einzelnen Plattenpaares übrig. Der feuchte
Zwischenkörper hingegen vermittelt die Ver-

vielfachung des Effects. Die electrische Impulsion, die vom Silber 5 gegen den feuchten Körper statt findet, ist unendlich geringe
und schwächt so viel wie nichts die electrische Impulsion, die vom Silber 1 nach dem
Zink und sofort nach oben wirkt. Der
feuchte Körper ist gleichsam blos ein gleich-
gültiger Zwischenleiter der ersten Impulsion
les ersten Metallplattenpaares, die vom Sil-
ver 3 nach dem Zink 4 in ähnlicher Rich-
ung statt findet, und gleichsam eine doppelte Impulsion und somit eine doppelte
positive electrische Spannung im Zink 4 hervorbringt, welcher nothwendig eine doppelte negative Tension entsprechen mufs. Es
nimmt also im Electromotor die electrische
Spannung mit der Zahl der Plattenpaare in
arithmetischer Progression zu und entspricht
an jedem Pole der Summe der Impulsionen
der mehreren Plattenpaare. Die Versuche
mit dem Condensator beweisen dies, indem
Volta, wie oben gesagt, genau das doppelte, dreifache, vierfache von electrischer Span-
nung, namlich statt $\frac{1}{55}$ Grad, $\frac{2}{55}$, $\frac{2}{55}$, $\frac{4}{55}$ u.
s. w. erhielt, der Condensator also auf 4, 6,
8, 10 Grade getrieben wurde, je nachdem
er sich nunmehr 2, 3, 4, 5 Plattenpaare bedient hatte.

Der Electromotor ist in einem doppel-

ten Zustande zu betrachten und nur durch
Unterscheidung dieses doppelten Zustandes
erklären sich die Wirkungen desselben. Der
eine Zustand ist derjenige, wenn die Kette
nicht geschlossen ist und folglich kein
electrischer Strom von einem Pole zum andern
dern und durch den Electromotor hindurch
statt findet. Der andere Zustand ist der der
Schliefsung der Kette, in welchem der electrische Strom vorhanden ist. Der erstere
oder der nicht geschlossene Electromotor
zeigt nur geringe Spuren von Electricität,
die erst bei einer grofsern Anzahl von Plattenpaaren wahrnehmbar werden. Die electrische Tension seiner Pole ist ungemein geringe und fängt erst bei 20 bis 30 Plattenpaaren an, für das empfindlichste Electrometer merklich zu werden. Ein Electromotor
von 200 Plattenpaaren hat kaum die electrische Tension einer geriebenen Siegellackstange und das Ende eines isolirten noch
stärkern Electromotors würde immer nur
einen so schwachen Funken ertheilen, dafs
er für die Empfindung kaum wahrzunehmen wäre. Die Electricität scheint in ihm
gleichsam in Ruhe zu seyn und die Säule
nicht stärker zu wirken, als jeder andere
Conductor von gleicher Oberfläche der bis
zu derselben schwachen Tension electrisirt

ist. Im Zustande der Schließung hingegen
erscheint der Electromotor von einer wunderbaren Wirksamkeit, sobald ein Erguß oder
fortdauernder Strom von Electricität in ihm
erregt und aus ihm entlockt wird.

Dies kann geschehen 1) durch eine unvollkommene Schliefsung der Kette,
indem mit dem einen Pole der voltaischen
Saule electrische Conductoren von einer grofsen Capacität in Verbindung gesetzt werden,
die übrigens in keiner leitenden Verbindung
mit dem andern Pole stehen. 2) Durch eine vollkommene Schliefsung der Kette, indem beide Pole in eine leitende Verbindung mit einander gesetzt werden.

Bei der erstern oder unvollkommenen
Schliefsung werden electrische Conductoren
von grofser Capacität durch diese Verbindung in einem Augenblicke dieselbe electrische Tension annehmen als der Electromotor, folglich in einem Augenblicke vom Electromotor die ganze ansehnliche Quantität
von Electricität erhalten, welche nöthig ist,
um in ihnen diese electrische Tension hervorzubringen. Körper dieser Art sind die
obere Platte des Condensators und die
leidner Flasche. Der Condensator mit dem
Electromotor in Verbindung gesetzt, erhält
durch eine augenblickliche Berührung des

einen oder des andern Poles dieselbe electrische Spannung, als dieser und zeigt dann,
wenn man den Collectordeckel von der untern Platte wegnimmt, diese Electricität 60,
100, 200, 300fach verstärkt, je nachdem er
60, 100, 200, 300fach condensirt. Durch
diesen Versuch beweifst sich also der Electromotor als eine Electricitätsquelle; es ergiefst sich aus ihm, dies 60, 200, 300fache
Quantum von Electricität in einem Augenblick in den Deckel des Condensators. Er
entwickelt aber, diese Electricität nicht aus
sich selbst. Die Bedingungen dieser Electricitätserregung sind nicht alle in ihm enthalten, er empfängt blos fremde Electricität,
um sie wieder abzugeben, und verhalt sich
in dieser Hinsicht wie jede andre Electrisirmaschine, die nur so lange Electricität mittheilt, so lange sie durch das nicht isolirte
Reibezeug neue empfangen kann. Eine isolirter Electromotor theilt einem Condensator
unmerklich wenig Electricität mit, man mag
ihn noch so lange mit ihm in Verbindung
lassen und zwar nicht mehr als jeder andere
Conductor von gleicher Oberflache und bis
zu derselben Tension electrisirt, der keinen
neuen Zuflufs erhält, dem Condensator ertheilen würde. Kaum bringt man aber an
den einen Pol eine Zuleitung an, während
der

der Condensator mit dem entgegengesetzten
Pole in Verbindung steht, so erhalt er auch
im Augenblicke seine ganze mögliche Ladung.

Wahrhaft erstaunenswürdig aber erscheint die Stärke des electrischen Stroms,
der sich aus dem Electromotor ergiefst, bei
der Ladung von Körpern von grofser Capacität, z. B. von grofsen electrischen Batterien. Die folgenden in dieser Hinsicht angestellten Versuche der Herren van Marum und Pfaff beweisen, dafs durch den
Strom aus dem Electromotor in gleicher
Zeit eine viel gröfsere Quantität von Electricität mitgetheilt wird, als durch den fortdauernden Strom der wirksamsten Electrisirmaschine *). Mit der gröfsten Schnelligkeit wurden bei diesen Versuchen die betrachtlichsten
Flaschenbatterien durch das Berühren eines
Electromotors geladen. Die Hrn. van Marum und Pfaff bedienten sich hiezu eines
Theils der grofsen teylerschen Batterie von
100 Flaschen, deren jede $5\frac{1}{2}$ Quadratfufs Belegung hat. Sie luden zuerst eine Batterie
von 4 Flaschen durch einen Electromotor
von 200 Plattenpaaren zu derselben electri-

---

*) Nicholsons Berechnungen hierüber führten zu
dem Resultate, dafs sich aus einem kleinen Electromotor
200mal mehr Electricität ziehn lafst als man durch Fri-
ction mittelst einer 24zolligen Scheibenmaschine zu erregen vermag. s. Gilberts Ann. VII Bd. S. 195.

schen Spannung als die des Electromotors
selbst war, der die Goldblätter des bennetschen Electrometers auf $\frac{5}{8}$ Zoll auseinander-
trieb. Sie vergröfserten endlich die Flaschenbatterie allmählig bis auf 20 Flaschen, welche zusammen $137\frac{1}{2}$ Quadratfufs Belegung
hatten, und doch durch die so kurz als möglich vorgenommene Berührung des Electromotors genau bis zu derselben Spannung geladen ward, welche die Goldblättchen des
bennetschen Electrometers auf $\frac{5}{8}$ Zoll entfernte. Eben dies geschah bei einer noch
gröfsern Batterie von 25 Flaschen. Schon
ein Electromotor von 40 Plattenpaaren gab
der Batterie von $157\frac{1}{2}$ Quadratfufs Metallbe-
leg eine electrische Spannung, welche der
des Electromotors selbst gleich kam, und am
Electrometer die Entfernung einer Linie gab
und so verhielt es sich fortdauernd. Jede
Batterie ward bis zu demselben Grade der
Spannung geladen, den der Electrometer an-
zeigte, wenn man ihn mit der Säule in Verbindung brachte. Beim Entladen der Batterien durch den Körper erhielt man
Erschütterungen, die im Verhältnifs mit der
gröfsern oder geringern Zahl der Plattenpaare des angewandten Electromotors stärker
oder schwächer waren, im Allgemeinen aber
immer schwächer wären als die des Electro--

motors, wodurch sie geladen waren. Das
Ausladen einer durch 200 Plattenpaaren geladenen Batterie gab ohngefähr eine Erschütterung, wie sie das Berühren eines Electromotors von 100 Platten verursachte. — Uebrigens war man nur durch sechs augenblickliche Berührungen eines durch die grofse
teyler'che Electrisirmaschine schwach geladenen grofsen Conductors im Stande, die erwähnte Batterie von 25 grofsen Flaschen zu
dem Grade electrischer Spannung zu laden,
zu dem sie die Berührung des Electromotors aus 200 Lagen gebracht hatte *).

'Bei der zweiten Art der Schliefsung
oder der vollkommenen Schliefsung,
wo beide Pole in eine leitende Verbindung
mit einander gesetzt werden, zeigen sich
die Wirkungen des starken electrischen Stro-
mes, der von einem Pole zum andern geht,
im vollsten Maafse und in diefer Rücksicht
kann die voltaische Säule mit nichts besserm
verglichen werden, als mit einer Batterie
von unendlicher Capacität, die aber nur bis
zu einer schwachen Spannung geladen ist.
So wie eine Electrisirmachine einen continuirlichen electrischen Strom giebt, wenn
an ihr eine Ableitung vom Condensator (= dem

*) Lettre de M. van Marum a Mr. A. Volta
cont. des experiences sur la colonne electrique. p. 4-10.

L 2

positiven Pole) zum Reibezeug (= negativem
Pole) statt findet, so vereinigt auch die voltaische Säule, wenn sie vollkommen geschlossen ist, alle Bedingungen ihrer Wirksamkeit
d. h. des electrischen Stroms von einem Pole zum andern in sich. Noch kann man die
voltaische Säule mit einer Batterie von unendlicher Capacität, die nur auf eine geringe
Spannung geladen ist, die aber die Effecte
einer solchen Batterie (in Hervorbringung
von Erschütterungen u. s. w,) nur durch
die Totalsumme vieler unendlich schnell
aufeinander folgender schwacher Ladungen
und Entladungen hervorbringt. Sie ist gleichsam eine leidener Flasche, die sich in einem
Zeitaugenblicke so unendlich oft ladet und
wieder entladet, dafs sich in gleicher Zeit
eben so viel Electricität aus ihr entgiefst,
als aus einer Batterie von unendlicher Capacität, deren Entladung d. h. das Einströmen
und Durchströmen ihres Electricitätsvorrathes
und durch einen Ableiter z. B. den menschlichen
Körper ebenfalls nicht in einem metaphysischen
Zeitaugenblicke, sondern blos in der Succession unendlich vieler kleiner Zeittheilchen
geschehen und folglich in der Hinsicht mit
der Succession unendlicher Entladungen einer kleinen leidner Flasche sehr wohl verglichen werden kann. Aus diesem letztern

Umstande erklärt es sich, dafs, so grofs auch
die electrischen Wirkungen der voltaischen
Säule wegen der aufserordentlichen Quantität von Electricität sind, welche sie in ihrem electrischen Strome in einer gegebenen
Zeit mittheilt, und so sehr sie in dieser Hinsicht auf gewisse Art die stärksten Electrisirmaschinen übertrifft, so unwirksam sie wie-
derum auf der andern Seite wegen der
schwachen Tension, bis zu welcher sich die
Electricität in ihr anhäufen läfst, erscheint.
In dieser schwachen Tension sind folgende
Erscheinungen gegründet, 1.) die schwachen
und auf keine grofse Weite statt findenden
Repulsionserscheinungen, da eine geriebene
Siegellackstange in dieser Hinsicht einen
Electromotor von 200 Plattenpaaren übertrifft: 2) Die äufserst geringe Schlagweite
der Funken, eine Schlagweite, die erst bei
Säulen von 100, 200 Plattenpaaren merklich
wird. 3) Die verhältnifsmäfsig gegen die
starken Wirkungen des electrischen Stroms
schwachen electrischen Funken des Electromotors. Insofern indefs auf die Lebhaftigkeit dieser Funken aufser der Länge des
Lufsraums auch die Quantität von Electricität, die in einer gegebenen Zeit durch
diesen Luftraum durchbricht, Einflufs hat,
ist jedoch die Lebhaftigkeit der Funken des

Electromotors verhältnifsmäfsig sehr stark,
wie, die Versuche beweisen. 4) Die schwache Leitung der Electricität des Electromotors durch sehr unvollkommene Leiter, die
einer Electricität von so schwacher Tension.
einen zu geringen Widerstand entgegen setzen.
Ueberhaupt aber sind Leitung und Nichtleitung der Electricität sehr relativ und hängen ganz von der Tension derselben ab.
Daher zeigt sich Leitung bei der verstärkten Tension im Electromotor in Fällen, wo
sich bei einfachen galvanischen Ketten, also
schwacher electrischer Tension Nichtleitung
ergiebt, wie dies bei der Leitung durch glü-
hendes Glas, die Flamme und trockne Knochen der Fall war. Hr. von Humboldt
hatte es durch genaue Versuche erwiesen,
dafs sich diese Körper für die electrische
Spannung einzelner galvanischer Ketten nicht
leitend verhalten. Die Herren Ritter, *)
Pfaff **) und Erman bewiesen indessen
das Gegentheil an der verstärkten galvanischen Electricität.
 Auch wird aus eben dieser schwachen
electrischen Tension deutlich, warum dün-
nes Papier, trockne Haut und die Epidermis

---

*) Gilberts Annalen der Phys. IX Bd. 3s St.
**) Gilberts Ann. Jahrg. 1801. St. 2. S. 247-254.

grüner Blätter wenig oder höchstens nur
bei sehr starker Wirkung des Electromotors
leiten; denn das electrische Fluidum wird
durch eine zu geringe-Kraft getrieben, um
diesen schwachen Widerstand einer äufserst
dünnen nicht leitenden Schicht oder unvollkommener Leiter zu überwinden.

Vergleicht man daher Volta's Electromotor mit den gewöhnlichen Electrisirmaschinen, so kann man wie Pfaff mit Recht
behauptet, sagen, dafs dieser Apparat, aus einem Gesichtspunkte betrachtet, die stärkste
und aus dem andern Gesichtspunkte betrachtet (so fern nämlich eine gewisse Höhe der
Saule zum Maafsstabe angenommen wird)
die schwächste Electrisirmaschine ist und
dafs diese Verschiedenheit wesentlich auf
der Verschiedenheit des Electricitätserregen-
den Körpers, der bei beiden electrischen Apparaten angewandt wird, beruht. Der Electromotor ist die stärkste Electrisirmaschine
wenn man auf den continuirlichen Strom
sieht und dieser stärkere electrische Strom
wird in ihm möglich, weil er aus lauter
mehr oder weniger vollkommenen Leitern
zusammengesetzt ist, während bei den gewöhnlichen Electrisirmaschinen der angewandte electrische Körper als ein sehr un-

vollkommner Leiter, die Mittheilung der
erregten Electricität an den Conductor und
sofort zurück an das Reibezeug (wenn wir
uns auch diesen electrischen Apparat zur
strengern Analogie unter der Form eines in
sich zurückgehenden Ganzen vorstellen) und
folglich den ganzen electrischen Strom re-
tardirt. Er ist die schwächste Electrisirmaschine, wenn auf die Anhäufung von Electricität bis zu einer gewissen electrischen Spannung Rücksicht genommen wird. Der Conductor der gewöhnlichen Electrisirmaschinen
erlaubt eine grofse Anhäufung von Electricität, weil hier ein schlechter Leiter der Electricität zwischen dem positiven und negativen Pole (d. h. zwischen dem Conductor
und Reibezeuge) liegt. In dem Electromotor wirkt die grofse Leitungskraft der Körper, aus denen er besteht, einer starken Anhäufung oder Verdichtung an einem, und
einer so starken Abnahme am andern Ende,
kurz einer so hohen Polarität entgegen; und
die stattfindende Polarität ist nur die Wirkung des Uebergewichts der Impulsion nach
einer Seite hin, über die Leitungskraft.
Doch kann man auch durch ansehnliche
Vermehrung der Plattenpaare und der daraus resultirenden stärkern Impulsion einen
Electromotor errichten, der auch in der

zweiten Rücksicht die stärkste Electricirma-
schine übertreffen könnte.

Die regelmafsige Gradation in den electrischen Kraften der Metalle und uberhaupt
derjenigen Leiter, welche Volta zu denen
der ersten Classe rechnet, macht es unmoglich; einen Electromotor blos aus Metallen
zu erbauen. Doch wäre die Einrichtung eines Electromotors aus ·blofs festen Körpern
sehr wohl möglich, wenn man einen festen
Leiter ohne alle Erregungskraft fände, den
man statt der feuchten Leiter zwischen die
Metalle bringen könnte. Die neuesten Versuche von Hachette und Desormes,
welche Guyton in einem eigenen Aufsatz
dem französischen Nationalinstitut mittheil-
te, beweisen, dafs viele feste und trockne
Substanzen z. B. das reine oder mit verschiedenen Salzen gemischte Kraftmehl die Stelle
der feuchten Substanzen im Electromotor
ersetzen können, dem zu Folge also eine
Zusammensetzung aus blos trocknen Körpern
möglich zu seyn scheint. Doch bleibt es
immer noch unentschieden, ob nicht selbst
bei den von Hachette und Desormes
angeführten Versuchen, die im Kraftmehl
enthaltene Feuchtigkeit als unvollkommener
Zwischenleiter gewirkt habe. Die oben
(S. 76 flg.) angeführten Versuche des Hrn.

Ritter beweisen ebenfalls, daſs ein nur ei-
nigermaſsen feuchter fester Körper die Stelle
des feuchten Leiters im Electromotor ver-
treten könne.

Bisher ist also die Construction des Éle-
ctromotors nur durch eine schickliche Zusammensetzung fester und flüssiger Körper
möglich gewesen. Blos dem Zwischenlegen
der letztern, welches die Anhäufung der
electrischen Tension je zweier Plattenpaare
bewirkt, dem regelmäſsigen Verhältnisse
und der bestimmten Gradation zwischen
den Leitern beider Klassen ist das Gelingen
der verstärkten electrischen Wirkung zuzuschreiben. Zwar äuſsert sich in der Berührung eines Metalles mit einem feuchten Leiter eine kleine electrische Impulsion, allein
diese ist weit geringer als die zwischen zwei
sehr verschiedenartigen Metallen und auſser
allem Verhältnisse mit der, welche die Metalle gegenseitig äuſsern. Demungeachtet
scheint sich das zwischen der Electricität
erregenden Kraft der Leiter - erster Klasse
statt findende Verhältniſs auch auf die Leiter zweiter Klasse zu erstrecken, wie dies
der Zitterfisch beweiſt, dessen electrische
Organe lediglich aus feuchten Leitern ohne
alles Metall entstehen, und dessen Structur

man sehr wöhl' künstlich nachzuahmen im
Stande seyn wird.

Die Differenz der Wirkungen des Electromotors in Rücksicht auf die darin ent-
haltenen feuchten Zwischenleiter hängt von
der verschiedenen Leitungskraft der letztern
für den electrischen Strom ab, und diese
richtet sich theils nach der Natur des flus-
sigen Körpers, theils nach der Gröfse der
Oberflachen.

Durch Metallplatten von grofsen Ober-
flächen wird, wie wir bereits gesehen haben,
die Wirkung des Electromotors nur in einiger Hinsicht verstärkt, durch Salmiakauflö-
sung und schwache Säuren hingegen wird
sie in jeder Rücksicht vermehrt. Volta
erklärt dies daher, dafs die in dem Electromotor zwischengelegten feuchten Schichten, wenn sie aus einer salzigen Auflösung
bestehen, den electrischen Strom viel weniger retardiren, der durch die wechselseitige
Berührung der zwei verschiedenen Metalle,
in Bewegung gesetzt wird, als wenn sie
blos reines Wasser enthielten, und zwar erst-
lich, weil diese Salzauflösungen und schwachen Säuren eine viel innigere Verbindung
mit den Metallen welche sie angreifen, eingehen, dergestalt, dafs sie gleichsam einen
ununterbrochen zusammenhängenden Körper

mit ihm bilden, und zweitens, weil sie als
bessere Leiter dem electrischen Strome einen freien Durchgang durch ihre eigene
Substanz darbieten. Die, electrische Spannung bleibt aber in beiden Fällen, man mag
sich des Wassers oder der Salzauflösungen
bedient haben, dieselbe, wenn gleich die Erschütterungen im letztern Falle viel stärker
sind, denn auf das Electrometer wirken sie
in beiden Theilen gleich stark. Die Oxydation der Metallplatten diene als Unterhal-
tungsmittel eines weit innigern Contacts zwischen den Bestandtheilen der Säule, wodurch
ihre Thätigkeit ungleich anhaltender und
energischer werde.

Concentrirte Säuren, Schwefelalkali und
einige andere Körper sind in der Berührung
mit den Metallen fast eben so wirksam wie
die Metalle unter sich selbst. Daher vermindern sie die electrische Spannung und
alle Wirkungen, die vom electrischen Strome abhangen, aufserordentlich, wenn sie als
feuchte Zwischenleiter angewandt werden.
Dagegen kann man aus ihnen wirksame voltaische Säulen errichten, wenn man sie als
Electricität erregende Körper selbst mit einem oder dem andern Metalle combinirt
und die gewöhnlichen mehr indifferenten
Zwischenleiter anwendet. Doch verlieren

solche Säulen früher ihre Wirksamkeit, weil
das Wasser des feuchten Zwischenleiters sich
mit der Saure, dem Schwefelalkali u. s. w.
sehr bald verbindet, und ihre Electricität
erregende Kraft dadurch schwächt. Ein ein-
ziges Metall und verschiedene Flüssigkeiten
z, B. Wasser, Zinn, Salpetersäure, Wasser,
Zinn, Salpetersäure u. s. w. zeigen Wirkungen, die denen der voltaischen Säule vollkommen ähnlich sind *); Daraus folgt wie
oben gesagt, daſs die Eigenschaft Electricität
in Bewegung zu setzen, keinesweges den he-
terogen'en Metallen ausschlieſsend eigen ist,
sondern allen Körpern gemein ist, von welcher Natur sie auch seyn mögen, so daſs es
möglich ist, eine electrische Batterie aus
verschiedenartigen Scheiben von Hölzern,
Flüssigkeiten, Salzen u. s. w. zu Stande zu
bringen. „Die Natur," sagt Robertson, „ist
karg in ihren Principien, aber nicht in ihren Folgen."

Aus der kürzlich dargelegten Theorie
des Hrn. Voltà erhellt die Analogie des im
Electromotor wirksamen Agens mit der längst
bekannten Electricität. Nur die Verschiedenheit ihrer Erzeugung veranlaſst einige

---

*) m. s. z. B. die Versuche des Hrn. D. Rein-
hold in Gilberts Ann. d. Phys. X Bd. 4 St.

scheinbare Unterschiede, zwischen beiden,
die aber nur auf der unpassenden Verglei-
chung beruhn. Die Betrachtung einzelner
Phänomene und der daraus resultirenden,
Analogien und Differenzen wird dies deutlicher erweisen.

Als Analogien beider sind folgende Um-
zu betrachten:

1) Auf Nerven und Muskeln der
Thiere hat der sogenannte Galvanismus die nämliche Kraftäufse-
rung wie die künstliche Electricität. Doch sind die Empfindungen, welche der erstere in den Sinnenwerkzeugen
hervorbringt, mit den electrischen in einiger Rücksicht nicht ganz übereinstimmend.
Eine schwach geladene kleistische Flasche
durchs Auge entladen giebt keine Lichtblitze, und nur starke electrische Funken
durch das Auge geleitet, geben Blitzerschei-
nungen. Dies scheint Hrn. Grapengiefser *) zu beweisen, dafs der sogenannte Galvanismus weit mehr, leichter
und tiefer in die Nerven eindringe und
diesen mit Auswahl als seinen besten
Conductoren folge, statt dafs die Electricität sich mehr der ganzen thieri-

*) a. a. O. S. 37.

schen Masse gleichförmig mitzutheilen
und auf die Oberfläche derselben zu
verbreiten scheine. Letzteres kann
aber nicht als wahr angenommen werden, da bekanntlich der electrische
Schlag einer gewöhnlichen mäfsig geladenen kleistischen Flasche bis in die
Brust und den Unterleib penetrirt, wozu
bereits ein sehr stark wirkender Electromotor gehört. Eben so wenig be-
deutend sind die folgenden Beweise für
den erwähnten Satz des Hrn. Grapengiefser; denn was die Phaenomene betrifft, welche sich bei der Anwendung
des Galvanismus auf getrennte thierische
Organe ergeben, so bemerkt man diese
auch ebenfalls von der Electricität und
was von Humboldts Vorschlag zur Prüfung problematischer Organe durch die
Electricität betrifft, so gilt derselbe (wie
v. Humboldt *) auch selbst bemerkt)
eben sowohl von dem electrischen als
galvanischen Reiz. Ein solches Hervor-
treten der Gesichtsnerven und aller ihrer Aeste bei der Armirung des Frontalnerven und der innern Oberfläche der
Nase, als Hr. Grapengiefser bemerkt

*) über die gereizte Muskel- und Nervenfaser S. 26.

haben will, haben nebst mir mehrere
andere Aerzte, bei vielfältigen Versuchen
dieser Art niemals beobachten können,
daher ich mich veranlafst fühle, dasselbe für ein blofses Werk der Phantasie
des Hrn. Gr. zu halten. — Der wahre
Grund der stärkern Lichterscheinungen
bei der Application galvanischer Excitatoren auf die Nerven des Auges scheint
in der gröfsern Schnelligkeit im Durchgange des galvanischen Agens zu liegen,
denn hier findet eine unaufhorlich fortdauernde schnelle Einwirkung auf die
Faser statt, bei der Electricität hingegen
nur einmaliges (sey es auch intensiv
stärkeres) Hindurchgehen ohne fernerm
Ersatz. Die Lichterscheinungen im Auge sind, so wie jede besondere Erscheinung in irgend einem Organe, Folge der
den Nerven mitgetheilten electrischen
Erschütterung, und dafs diese weit weniger von der Masse der electrischen
Flüssigkeit als von ihrer Geschwindigkeit abhangen, hat Biot *) bewiesen.
Die unaufhorlich fortdauernde starke
Electricitätserzeugung im Electromotor
macht

*) s. Gilberts Ann. d. Phys. X Bd. 1 St.

macht es auch erklärbar, warum die
Erschütterungen des letztern fortdauernd
immer stark, bestimmt und oft kommen, dahingegen eine Person, die sich
mit der außern und innern Seite der
kleistischen Flasche in Verbindung setzt,
während man, diese ladet, keine Empfindung hat, ein Umstand, den Hr. v.
Hauch *) als Unterschied der Electricitat und des Galvanismus aufführt. —
Auch erklärt sich aus eben dieser un-
unterbrochenen und schnellen Electricitätserzeugung bei geringer Intensität derselben im Electromotor dasjenige un-
gleiche Verhältniſs zwischen den Erschütterungen, die dieser hervorbringt,
und seiner Einwirkung aufs Electrometer, welches Hr. Grapengiefser **)
als Beweis einer leichtern Zersetzbarkeit ***) des supponirten galvanischen
Fluidums aufstellt. Die schwache In-

---

*) Nordisches Archiv der Naturkunde. Zweiter
Bd. 2. Heft.
**) a. a. O. S. 41.
***) Das galvano-electrische Fluidum ist uns sei-
nen Eigenschaften nach kaum halb bekannt und Hr.
Grapengiefser spricht schon von Zersetzung
und Zersetzbarkeit desselben! Was sich Hr. Gr.
unter diesen Ausdrucken denken mag, mochte wohl
den Physikern ein Problem seyn, da bis jetzt doch
wohl Niemand das electrische Fluidum zersetzte, vielmehr andere Grunde beweisen, dals es indecomponi-
bel sey.

tensität der electrischen Impulsion des
gewöhnlichen Electromotors erklärt es,
wie bereits oben erwähnt, warum die
Oberhaut ihrem Durchgange mehrentheils widersteht, welches hingegen bei
heftiger Wirkung desselben nicht der
Fall ist. Daher kann dieser Umstand
eben so wenig als Grund der Verschiedenheit des sogenannten Galvanismus
von der Electricität aufgestellt werden,
als die empfindlichere Wirkung des erstern auf Wunden und ihrer Oberhaut
entblöſste Nerven und Gefäſse. Setzt
nicht die Oberhaut dem Durchgange
der Electricität Hindernisse entgegen,
so muſs dieser so wie jeder andere
fremdartige Reiz empfindlicher wirken,
wie ich dieses auch bei dem Electrisiren oft gewahr geworden bin. Noch
weniger kann man es als einen Unter-
scheidungsgrund betrachten, wenn Hr.
Grapengieſser versichert, es sey ihm
bis jetzt nur möglich gewesen, durch
den Galvanismus auf einzelne Theile
und örtliche Krankheiten zu wirken,
da der richtigen physiologischen Ansicht des Organismus zufolge eine blos
örtliche Einwirkung eines starken Reizes unmöglich ist, sie vielmehr die Er-

regbarkeit im Allgemeinen verändern muſs,
die unten anzuführenden Beispiele auch genügende Beweise einer Einwirkung der galvanischen Electricität auf den Organismus
geben. Ueberhaupt können sämmtliche von
der Einwirkungsart des Galvanismus auf
den organischen Körper hergenommene,
Gründe, welche Hr. Grapengieſser*) für die
Verschiedenheit beider Agentien aufstellt,
keineswegs wesentliche Unterschiede derselben begründen. ‑ Der Galvanismus erregt eben sowohl als die Electricität
durch seine Erschutterungen Zuckungen
in den willkuhrlichen sowohl als in
den unwillkuhrlichen (ja sogar den gelähmten) Muskeln. Selbst Thiere, welche mit dem galvanischen Experimen-
ten vor ihrem Tode anhaltend behan-
delt worden, gehen eben so wie von
der Electricität bald in Faulniſs über **).
Eine aus dem voltaischen Electromotor
geladene electrische Verstärkungsflasche
gab electrische Schläge auf der Zunge***).
Volta lud bei seinen Versuchen zu Paris mit einer Säule von 60 Plattenpaa-

---

*) a. a. O. S. 37-45.
**) Lettera del Dottore Euseb. Valli sull Elet-
tricita animale. l'avia 1792.
***) s. Cruikshanks Abhandlung in Gilberts
Annalen X Bd. 3 St.

-ren in einer unermefslich kleinen Zeit
eine Batterie von ·10 Quadratfufs Belegung. Die Ladung beträgt hierbei nur
1 Grad seines empfindlichsten-Strohhalm-
electrometers und kann nach den oben-
angegebenen Gesetzen der Electricität
, mit demselben Electromotor nicht höher getrieben werden, da auch seine
electrische Spannung nur einen einzigen
Grad beträgt, aber sie giebt dennoch im
Augenblick ihrer Entladung eine Erschütterung, die bis in die Schultern
reicht. Um eine Flaschenbatterie glücklich zu laden, ist es übrigens nothwendig, dafs das Glas der Flaschen sehr
dünn sey, und dafs die Zuleitungsdräthe
eine auf keiner Stelle unterbrochene Communication zwischen dem Electromotor
und den Flaschen unterhalten, weil
auch der geringste Zwischenraum bei
der geringen electrischen Spannung die
Ladung verhindern würde. Einige Physiker behaupten, der Galvanismus wirke
nicht durch unterbundene Nerven, wohl
aber die Electricität. Auch dies wäre
wohl wahrscheinlich der gröfsern electrischen Spannung und ihrer allgemei-
nern Ausbreitung zuzuschreiben.

2) Beide, sowohl die gewöhnlichen ele-

ctrischen Erscheinungen als die der galvanischen Electricität, entstehn beim
Zusammenstofsen zweier Agentien, der + und —E. Denn dafs
diese im Electromotor statt finden, ist
schon dadurch ausgemacht, dafs jedes
Ende desselben seine verschiedene Gasart mit dem Wasser giebt, und dafs sie
sich, wie bei der durch Reibung hervorgebrachten Electricität, aufheben, wird
deutlich, wenn man die beiden Dräthe,
womit man die galvanische Electricität
durch das Wasser einer Zersetzungsröhre
leitet, in unmittelbare Berührung mit
einander bringt, wobei sogleich alle
Gasentwickelung aufhört. Doch findet
in der Vereinigung der beiden entgegengesetzten Electricitäten ein Unterschied
statt, der aber wahrscheinlich auch auf
die geringere electrische Spannung des
Electromotors beruht. Von der durch
die Electrisirmaschine hervorgebrachten
geschieht die Vereinigung schon in einem gewissen Abstande oder wie man
zu sagen pflegt, innerhalb der Schlagweite, die nach Verhältnifs der Stärke
der electrischen Materie verschieden
ist, der galvanischen Ausströmungen hingegen nur bei unmittelbarer Be-

rührung der Leiter, die mit den entgegengesetzten Seiten der Batterie verbunden sind. Hr. v. Hauch *) beweilst
dies durch folgenden Versuch: Nimmt
man den einen mit dem Electromotor
nicht verbundenen Drath einer Zersetzungsflasche, deren anderer von dem
ersten einen Zoll im Wasser abstehender
Drath mit dem Electromotor zusammenhängt, in die Hand, und legt die
andere Hand an den Electromotor, so bekömmt man die Erschütterung nicht eher,
als bis die Spitzen beider Dräthe zu-
sammenkommen. Höchstwahrscheinlich
aber mufs die Vereinigung der durch
Reibung erzeugten Electricitäten durch
einen gewissen Zwischenraum der gröfsern Intensität derselben zugeschrieben
werden, denn bei starkwirkenden Electromotoren findet auch eine solche
statt; das erhellt aus den (oben S. 141.)
angegebenen Erfahrungen und Beweisen
für eine electrische Athmosphäre derselben. Aus eben dieser gröfsern Intensität der durch Reiben erzeugten Electricität rührt es wahrscheinlich auch
her, dafs der electrische Funke stets
statt findet, schon ehe die entgegenge-

*) Nord. Archiv d. Nat. K. II Bd. 2. Heft.

setzten electrischen Körper sich einander berühren, oder ehe die Verbindung
zwischen den entgegengesetzten Electricitäten durch unmittelbare Beruhrung
vorgegangen ist, dahingegen der galvanische Funke nie eher statt findet als
bei der unmittelbaren Berührung der
Leiter, die mit den beiden entgegengesetzten Seiten der voltaischen Säule in
Verbindung stehn. In beiden ist aber
das vollständige Schliefsen der Kettenverbindung nothwendig.

3) In beiden wird die Electricität
nur erweckt und die Erschütterungen derselben sind Folgen
des electrischen Impulses. In der
Electrisirmaschine wird die ursprüng-
liche Electricität durch Reiben erweckt,
im Electromotor durch die blofse Verbindung zweier Körper von heterogener
electrischer Spannung. Beide verbreiten
ihre Electricität auch an andere Körper,
die in ihren electrischen Wirkungskreis
gebracht werden. Doch zeigen sich
hier einige Differenzen, die wahrscheinlich auch auf demselben Umstande beruhen, dafs das Eigenthümliche der
durch den Electromotor erregten Electricität eine geringe Spannung mit ei-

ner ı aufserordentlichen · Geschwindigkeit
sey. Bei der Electricität nämlich durch
Reibung - kann · vermittelst der Eigenschaft jedes electrischen Körpers in einem jeden andern Körper, der in seinen
electrischen Wirkungskreis gebracht wird,
eine seiner eigenen entgegengesetzte
Electricität zu erwecken, eine mit
Metall belegte Glasplatte oder Flasche
geladen und folglich die verstärkte Electricität hervorgebracht werden, dahingegen der sogenannte Galvanismus nur
bei unmittelbarer Berührung wirkt, also
keine Wirkungskreise aufserhalb des galvanisirten Körpers, selbst zeigt.' Daher
kann auch kein verstarkter Galvanismus
hervorgebracht werden und folglich
können mit Metall belegte Glasplatten
oder Flaschen ebenfalls keine vermehrte
Wirkung beim Galvanismus hervorbringen oder überhaupt die geringste andere Wirkung dabei äufsern, als die, welche jeder andre Leiter von gleicher
Oberfläche wie das mit Metall belegte
Glas hervorbringt *). — Ferner geben
bei der durch Reibung erzeugten Electricität Metallspitzen ein Mittel ab,

---

*) v. Hauch a. a. O.

um auf eine unmerkliche Weise die
entgegengesetzten electrischen Ausströmungen zu vereinigen, so dafs man
selbst bei einer sehr grofsen Batterie
die beiden Electricitäten ohne Empfindung und Erschütterung vereinigen kann.
Beim Galvanismus aber ist dieser Uebergang durch die Metallspitzen von der
Art, dafs diese gegen den Electromotor
gestellt, ihm nichts entziehen, denn der
Schlag bleibt eben so stark. Setzt man
sich auf einer Seite mit dem Electromotor in Berührung, und auf der andern durch einen Drath, so bekömmt
man den Schlag. Es scheinen also
die Spitzen beim Galvanisiren die entgegengesetzte Wirknng zu thun, wie
bei der Electricität *).

4) Beide haben einerlei Leiter und
Nichtleiter, und sollten sich einige
Körper als unvollkommenere Leiter der
aus dem Electromotor entbundenen Electricität zeigen, so rührt dies blos von
der verhältnifsmäfsig geringern electrischen Spannung des kleinern Electromotors
her, dahingegen die aus einem starkwirkenden Electromotor entbundene Ele-

*) v. Hauch a. a. O.

etricität denselben dennoch als Leitern
folgt. So schienen trockne Knochen,
die Lichtflamme und das heiße Glas
das electrische Fluidum aus dem Electromotor zu isoliren, da sie doch das
durch die Electrisirmaschine entbundene leiten. Herrn Ritters und Ermans *) Versuche haben das Gegentheil
bewiesen. Im luftleeren Raume wirkt
weder Galvanismus noch Electricität.

5) Beide bewirken das Anziehen
und Abstoßen kleiner Körper
auch in der Ferne. Hr. v. Hauch **)
stellt den verhältnißmäßig zu seinen
übrigen Wirkungen sehr geringen Effect des Electromotors auf das Electrometer als ein Unterscheidungszeichen
des Galvanismus von der Electricität auf
und hält diesen Effect für eine Folge der
Verdünstung des Wassers u. dgl. Man
fand diese Einwirkung aufs Electrometer bei den frühern Versuchen äußerst
gering; denn in Kopenhagen sah man
das bennetsche Electrometer erst von
6oo Platten deutlich afficirt werden,
wenn man den untern Theil desselben

---

*) Gilberts Ann. X. Bd. 3. St.
**) a. a. O.

mit der untersten Platte des Electromotors auf einem Isolirbrett in Verbindung brachte und auf den obern Theil
desselben einen galvanischen Funken fallen liefs *) und Hr. Steffens fand,
dafs der Drath von der Zinkseite zwar
sehr deutlich auf ein äufserst empfind-
liches bennetsches Electroscop wirkte,
eine nur mäfsig geriebene Siegellackstange aber die Goldblättchen weit mehr
in Bewegung setzte. Der Drath von der
Silberseite hob zwar diese Wirkung
auf, schien aber gar keine Divergenz im
Electroscop zu bewirken **). Es haben aber theils die eigenen Versuche
Volta's eine stärkere Einwirkung der
galvanischen Electricität aufs Electrometer bei gehöriger Manipulation erwiesen, theils ist aus der geringern electrischen Spannung des Electromotors
die geringere Einwirkung auf das Electrometer wohl erklärbar.

6) Bei der Vereinigung beider Electricitäten entstehen am Electromotor sowohl als an der Electrisirmaschine Funken. Doch dif-

*) Gilberts Ann. VII Bd. S. 521.
**) Ebendas. S. 522.

feriren die Funken der galvanischen Batterie sehr von den electrischen durch
ihr Sprühen nach Art der Feuerräder *),
wahrscheinlich, weil hier wegen der
fortdauernden schnellen Electricitätserzeugung jedesmal eine Verbrennung der
Metallspitzen vorgeht. Uebrigens ist
das Knistern und Leuchten der Funken
an beiden gleich; auch zünden sie mit
gleicher Kraft leicht entzündliche Körper wie Phosphor, Schiefspulver, und
verkalken die Metalle. Von der Electricität beobachtete schon Franklin, dafs
Eisen, welches wiederhohlt electrischen
Funken ausgesetzt ward, verkalkt und
zerfressen wurde **). Vom Galvanismus
lehrten es vorzüglich die oben erzählten Versuche des Hrn. van Marum.

7) In beiden scheint der Sauerstoff
ein wirkendes Mittel. Von der
Electricität war es längst bewiesen, dafs
man durch jedes Anbringen derselben
blaue Pflanzensäfte in rothe verwan-
deln könne ***). Eben dies geschieht
durch die galvanische Electricität.

---

*) s. Gilberts Ann. 1801. St. 2. S. 151. Nor-
disches Archiv. II Bd. 1. St. S. 157.
**) s. Priestley Gesch. der Electr. S. 322.
***) s. Priestley Ebendas.

8) Man erhält sowohl durch die Einwirkung der Electricität als des Galvanismus aus dem Wasser Sauerstoffgas und Wasserstoffgas. Man kannte seit längerer Zeit die Art mittelst electrischer Explosionen das Wasser zu zersetzen. Nicholson bewirkte dies durch den simplen electrischen Strom, indem er einen goldenen Drath so in eine Glasröhre schliff, daſs man blos mit einer Loupe den Endpunkt des Metalls darin wahrnehmen konnte. Robertson *) in Paris lud zu diesem Behuf eine sehr groſse Batterie und brachte in den Erschütterungskreis einen sehr feinen Drath von Platina, den er in eine isolirende Substanz eingelassen hatte und der sich in eine kleine Röhre mit Wasser endigte. Der electrische Strom, der beständig durch das ununterbrochene Drehen der Maschine unterhalten wurde, war genöthigt, sich durch diesen unvollkommenen Leiter zu drängen, und indem dies geschahe, zersetzte er mehr oder weniger Wasser, je nachdem die Dicke der

---

*) s. Journal de Paris und Jenaer Allg. Litt. Z. Intellig. Bl. nro. 13. 17. Jan. 1802.

Metalldräthe mehr oder weniger mit
dem Ueberflusse des electrischen Stroms
in Verbindung stand. Doch findet auch
in dieser Rücksicht ein scheinbarer Unterschied zwischen der Electricität durch
Reibung und der Metallplatten statt.
„Nur plötzliche Entladungen großer
electrischer Batterien, sagt Hr. v. Hauch*),
vermögen Wasserzersetzungen hervorzubringen, dahingegen beim Zersetzen durch
den Galvanismus kein Stoß, kein Funken
ist, sondern nur ein allmähliges Ausströmen der entgegengesetzten galvanischen
Materien durch die flüssigen Körper hindurch.“ Eine gehörige Einsicht des gegenseitigen Verhältnisses des Electromotors aber und der Electrisirmaschine wird
hinreichen, um diesen Unterschied weniger auffallend zu finden, denn was durch
dies letztere an Electricität auf einmal
entbunden wird, erzeugt ein wirksamer
Electromotor fortdauernd und in unmerk-
bar schnell aufeinander folgenden Momenten. Mit Recht sagt Biot: „Die
chemischen Erscheinungen, welche vom
Galvanismus abhängen, können nicht als
wesentlich denselben von der Electricität unterscheidend betrachtet werden,

*) a. a. O.

weil sich das galvanische Fluidum in unsern Apparaten nie anders als mit einer
grofsen Geschwindigkeit und einer geringen Masse zeigt, während die Electricität, wenn wir sie durch unsere Batterien
in Bewegung setzen, zugleich in grofser
Masse und in grofser Geschwindigkeit
erscheint. Da nun im Galvanismus selbst
die verschiedenen Verhältnisse der Geschwindigkeit und Masse zu so auffallenden Verschiedenheiten Anlafs geben, wie
viel gröfser mufs nicht die Verschiedenheit seyn, welche zwischen der durch
unsere Maschinen hervorgebrachte Electricität und der sehr schwachen mit einer sehr grofsen Geschwindigkeit begab-
teu Electricität der galvanischen Apparate obwaltet." *)

Es ergeben sich nun aus der Darstellung der
Theorie der galvanischen electrischen Erscheinungen nach Volta's Ideen aufser denen bisher angegebenen noch folgende Resultate:

1) In Ansehung der Pole des Electromotors erhellt es, dafs diese immer nach
   der relativen Lage der Metalle in dem
   eigenthümlichen Elemente des Electromotors, dem Metallplattenpaare bestimmt
   werden müssen, so dafs der positive Pol

*) Gilberts Ann. d. Phys. X Bd. 1s St.

sich immer nach der Richtung hin befindet, nach welcher das positive Metall liegt und nach welcher hin der electrische Andrang statt findet, also dem
Zink, so wie der negative Pol nach der
entgegengesetzten Richtung. Zugleich
aber erhellt daraus die Richtigkeit unserer oben angegebenen Bauart des Electromotors und der dafür S. 126 flg.
angegebenen Gründe.

2) In Ansehung der Erschütterungen, die der Electromotor in organischen Körpern verursacht, ist es offenbar, daſs sie durch das schnelle Hindurchströmen der Electricität durch dieselben verursacht werde. Der Uebergang muſs hiebei nothwendig vom Silber nach dem Zink geschehen. Herr
Ritter wagte bei seinen frühern Versuchen (s. ob. S. 37.) noch nicht hierin genau zu bestimmen. Dr. Bischoff
hielt es, durch eine Beobachtung *) überzeugt, für sehr glaublich, daſs die Wirkung vom Silber oder dem compacten
Metalle zum Zink übergehe. Volta's
Theorie bringt letzteres zur Gewiſsheit. —
Die Heftigkeit der Erschütterungen muſs
von

*) s. dess. angef. Schr. S. 68.

von der Geschwindigkeit des Fluidums
abhängen und daſs diese bei der Ver-
gröſserung der Platten sich gleich
bleibe, zeigt die Erfahrung; denn wenn
gleich bei Platten von groſser Oberfläche die Anziehungen und Verbrennun-
gen der Dräthe, wobei das Fluidum
durch seine Masse und Stetigkeit wirkt,
auffallender und mit mehrerer Heftigkeit geschehen, so ist doch die Erschütterung dieselbe, als bei eben so viel
Platten von kleiner Oberfläche. Daher
setzt Biot *), der die Bewegungen des
electrischen Fluidums im Electromotor
sowohl als anderweitig, von der repul-
siven Eigenschaft der Theilchen, woraus es zusammengesetzt seyn soll, ablei-
tet, fest, daſs in jeder Art der Electrici-
tätsbewegung das Fluidum von den Spitzen ausströme, von den ebenen Flächen zurückgehalten werde.

Dem zufolge müssen die galvanischen
Erscheinungen von dem Verhältnisse der
Quantität des Fluidums zu seiner Geschwin-
digkeit abhängen, die Quantität aber im ge-
raden, die Geschwindigkeit im verkehrten
Verhältnisse mit der Gröſse der Platten ei-

---

*) s. Pfaffs und Friedländers erstes Heft.

N

ner Säule stehn. Von dieser Geschwindigkeit des Fluidums hängen dann auch der
galvanische Geschmack und Blitz (als blöfse
Modificationen der Erschütterungen nach den
Sinnesorganen, auf die sie einwirken) ab.
Diesem zufolge kann man sich in medicinischer Hinsicht keine bessere Wirkungen von
gröfsern Metallplatten versprechen als von
kleinen. Auch sind diejenigen Versuche, welche
man mit einem Electromotor aus grofsen
Metallplatten im hiesigen Taubstummenin-
stitut angestellt hat, ohne allem Nutzen gewesen. Die (oben S. 129. 137) angegebenen
Wirkungen galvanischer Kettenverbindungen
auf organische Theile in den Momenten des
Schliefsens und Trennens erklärt Lehot *)
nach Volta's Theorie sehr befriedigend aus
einer Anhäufung des electrischen Fluidums
im Organe vor seinem Wiederaustritt aus den
Nerven in die Armatur. Wenn z. B., sagt
er, das Fluidum die Zunge von der Spitze
an nach der Wurzel zu durchdringt, so verursacht es einen besondern nach seiner Menge und nach der Empfänglichkeit des Organs
stärkern oder schwächern Geschmack. Strebt
es aber in entgegengesetzter Richtung durch

---

*) Theorie des einfachen Galvanismus vorgel. im
Nat. Inst. Decbr. 1800. Journal de Physique T. IX
pag. 135. Gilberts Ann. d. Phys. S. 188.

die Zunge herauszugehen, so bringt es einen
viel schwächern Geschmack hervor. Das
Fluidum kann aber nur mit Schwierigkeit
aus der Zunge herausgehen, es hauft sich
daher zum Theil in diesem Organe an; und
wenn die Ursache, welche diese Ansammlung
veranlafst, die Schliefsung der Kette an der
Wurzel, aufhört, so kehrt es wieder nach
der Wurzel hin zurück und verursacht daselbst den galvanischen Geschmack. Verbreitet es sich durch die Muskularsubstanz be-
lebter thierischer Organe, so verursacht es
Zuckungen. Diese können bei noch stattfin-
dender hoher Reizbarkeit entstehen, wenn
das dem Organe eigenthümliche Fluidum
sich vorher durch irgend eine Ursache ungleich vertheilt und in einigen Puncten angehäuft hat. Ist die Reizbarkeit aber schon
erschlafft, so können die Zuckungen nur
durch den Zuflufs dieses Fluidi von andern
Körpern her im Organe hervorgebracht werden. Im ersten Grade geschwächter Reiz-

larbewegungen, in welcher Richtung auch
das Fluidum sie durchdringen mag. Ist die
Reizbarkeit mehr geschwächt, so ist die Richtung des Stroms nicht mehr gleichgültig.
Bewegt sich nämlich alsdann das Fluidum
von den nervigen Aesten (dem Organende)

N 2

nach dem Nerven (oder vielmehr dessen
Hirnende) zu, so bringt es viel schwächere
Zuckungen hervor als wenn es die entgegengesetzte Richtung hat, und im ersten Falle
sammelt sich ein Theil desseiben an dem
Puncte an, wo es aus dem Nerven herauszugehen strebt. Diese Anhäufung und dieser Unterschied der Wirksamkeit des Stroms,
je nachdem er das Organ nach der einen
oder der andern Richtung durchströmt, sind
um desto gröfser, je schwächer die Reizbarkeit und je kleiner die Quantität des in Bewegung gesetzten Fluidi ist. Ist die Reizbarkeit sehr geschwächt, so erfolgen nur
noch Contractionen, wenn das Fluidum die
Organe in der Richtung vom Nerven nach
dem Muskel zu durchdringt, aber keine
mehr, wenn es die entgegengesetzte Richtung hat, doch häuft es sich in diesem Falle
fast gänzlich im Nerven an. Hört dann die
wirkende Ursache der Anhäufung auf, so
kehrt das Fluidum wieder von selbst zurück,
und bringt, indem es die Organe in der gün-
stigsten Richtung durchläuft, wieder Musku-
larbewegungen hervor. Wenn man also die
wirksame Kette (oder eine solche, die aus
verschiedenen, der Natur ihrer Theile nach,
nicht symmetrisch geordneten Stoffen zusammengesetzt ist) öffnet, oder was eins ist, ei-

nen isolirenden Körper als Glied einschiebt,
so kehrt das im Organe durch das Schließen
der Kette angehäufte Fluidum von selbst zurück und es entsteht ein dem ersten entge-
genlaufender Strom. Dieser ist desto stärker,
je länger die Kette geschlossen gewesen war,
jedoch immer unendlich viel schwächer, als
der erste."

Hr. von Arnim behauptet, daß sich
fast alle Wirkungen des Galvanismus im
menschlichen Körper auf Wärmeentwicke-
lung reduciren lasse. Bei heftiger Einwirkung des Electromotors auf unsere Organe
entstehe Wärmegefühl am Sauerstoffdrathe
und Kältegefühl am Wasserstoffdrathe. Das
stärkere Getöne im Ohre erscheine bei genauer Aufmerksamkeit als plötzliche Erwärmung. Im Auge werde diese Warmecapaci-
tätsänderung als Licht construirt. Auf Geruch und Geschmack scheine die specifische
Wirkung der galvanischen Electricität bestimmt von der Bildung der Salpetersäure
und des Ammoniaks abzuhängen, alle Sinne
demnach nicht unmittelbar durch den Galvanismus afficirt zu werden. Diese Aende-
rung der Temperatur zeige sich nicht allein
in der Einwirkung auf die Reizbarkeit und
die Quantität der organisch sich bildenden
Wärme, sondern auch selbst an unorganischen

Leitern. v. Arnim füllte zwei kleine Gläser mit Quecksilber und setzte sie durch eine krumme Glasröhre voll Quecksilber in Verbindung. Die Oberfläche des Quecksilbers wurde mit Wasser bedeckt, in welches die goldenen Polardräthe reichten. Immer war an der Seite, wo sich das Quecksilber oxydirte, nach einem sehr empfindlichen Termometer in der ganzen Masse des Quecksilbers bis 0°, 9 R. Wärmeüberschuſs. Dieser Unterschied der Wärme sey es auch vielleicht allein, wodurch ein Galvanometer möglich werden könne *). Allein 1) entscheiden die Versuche und Gründe des Hrn. v. A. keinesweges, ob die Wärmeerzeugung bei der Einwirkung der Electricität auf organische und unorganische Körper erste Ursache aller übrigen Erscheinungen oder Coeffect derselben ist; 2) müſste man doch durch irgend eine Application der Wärme dieselben Wirkungen der Electricität auf belebte und unbelebte Körper hervorbringen können als die Electricität gewährt, z. B. Erschütterungen, Lichterscheinung u. s. w.; 3) beweiſst die Erfahrung, daſs die Lichterscheinungen im Auge durch jeden heftigen, selbst mechanischen Reiz hervorgebracht werden.

*) s. Gilberts Ann. d. Phys. VIII Bd. 1. 2. 3. St.

So sieht man beim Druck oder Schlägen aufs Auge Funken in demselben, so erzeugt der Gebrauch der Belladonna Funken im Auge, so entstehn selbst krankhafte Lichterscheinungen beim anfangenden schwarzen Staare ohne vermehrter Wärme. Ich glaube demnach, daſs wir uns zur Erklärung der Erscheinungen bei der Einwirkung der Electricität auf die Sinnorgane blos auf das Hindurchströmen des electrischen Fluidums durch die Nerven beschränken müssen, so lange, bis wir die Wirkungen der Reize im Allgemeinen und die chemischen Veränderungen, welche sie in den Nerven hervorbringen, genauer als bis jetzt kennen lernen.

Aus allen bisher angeführten Gründen überhaupt geht das bestimmte und unzubezweifelnde Resultat hervor; daſs sich die Grundursach der galvanischen und electrischen Erscheinungen im Wesentlichen durchaus identisch beweise oder wie Hr. Ritter *) es ausdrückt, das $\pm X$ zu dem längst bekannten electrischen, zu $\pm E$ in dem Verhältnisse stehe wie $\pm X = \pm E$. — Frägt man nun aber weiter, welches sind die Bestandtheile des electrischen Fluidums und

---

*) s. dessen treffliche Abhandlung in Gilberts Ann. d. Phys. VIII Bd. 4 St. S. 385 flg.

welche chemische Veränderungen in den
Elementen der Körper sind es, die bei den
von uns sogenannten electrischen Erscheinungen vorgehen? so müssen wir in dieser Rücksicht unsere grofse Ungewifsheit eingestehen
und uns bei den scharfsinnigen Theorien der
Naturphilosophen begnügen, bis es uns durch
fortgesetztes Forschen gelingt hierin zur völligen Evidenz und Gewifsheit zu gelangen.

L. Brugnatelli *) hält das electrische
Fluidum seiner Natur nach für eine eigenthümliche Säure. Diese electrische Säure
(Ossielettrico) sey eine Flüssigkeit, die an
unendlicher Feinheit dem Wärmestoffe und
dem Lichtstoffe gleich komme. Sie sey ex-
pansiv, habe einen eigenthümlichen unangenehmen Geruch, der sich dem des Phosphors
nähert, und einen sauren stechenden Geschmack,
und verursache auf der Haut Reiz und Ent-
zündung, die sehr leicht durch Anwendung
einer verdünnten Auflösung des Ammoniums
gehoben werde. Auf Stellen, die von der
Oberhaut entblöfst sind, bringe diese electrische Säure ein Brennen hervor, wie jede
Säure. Sie röthe die Lackmustinctur, sie
dringe in die Metalle ein und löse in strö-

---

*) Annali di Chimica Tom. XVIII. 1800. p. 136 sq.
Gilberts Ann. d. Phys. Bd. VIII. S. 284 flg.

mende Bewegung gesetzt die Metalle selbst
auf. Hiebei habe sie die Eigenschaft, die
aufgelösten Metalle in sehr grofser Entfernung mit sich fortzuführen und zwar durch
die Substanz mehrerer anderer Körper hindurch. Die electrische Säure sey im Wasser
auflösbar; in einer solchen Auflösung oxydiren sich die meisten Metalle auf Kosten
des Wassers, welches in diesen Fällen mit
Erzeugung von Wasserstoffgas ersetzt wird.
Die erzeugten Metalloxyde verbinden sich
aber mit der electrischen Säure und bilden
so electrischsaure Metalle. - Das electrisch-
-saure Kupfer hat eine schöne grüne Farbe
und ist durchscheinend, das electrischsaure
Zinn ist dunkelgrau, das electrischsaure Sil-
-ber ist weifs und durchscheinend, das electrischsaure Eisen gelblichroth und opak.
Die electrischsauren Metalle seyen im Wasser auflöslich, ihre auffallendste Eigenschaft
sey aber die, dafs sie von der electrischen
Säure durch das Wasser hindurch zu ansehnlichen Entfernungen fortgerissen würden und
dafs sie sich dann auf dargebotene heterogene Metalle in Gestalt salinischer Krusten nie-
derschlügen, die bald irreguläre Anhäufungen
bald auffallend regelmäfsige Krystallisationen
bilden. — Eben diese Theorie von einer
electrischen Säure als Grundursach der Er-

scheinungen am Electromotor vertheidigt
Robertson *).

Die neuesten Deductionen einiger scharfsinnigen Naturphilosophen, vorzüglich eines
Schelling, zur Erklärung der electrischen
und galvanischen Erscheinungen, verdienen hier
hauptsächlich vorgetragen zu werden. Doch
müssen dieselben, wenn sie gründlich gefaſst
werden sollen, im Zusammenhange mit den
allgemeinen bis jetzt bekannten Untersuchungen im Felde der speculativen Physik stu-
dirt werden, welches kein Arzt und Naturforscher, dem es um Vervollkommnung seiner Ansicht der Natur zu thun ist, verab-
säumen wird. Folgende Sätze sind es vorzüglich, welche als die bestimmtesten Resul-
täte jener Untersuchungen, in sofern sie unsern Gegenstand betreffen, aufgestellt werden **).

„Jeder Körper hat im Allgemeinen das
Bestreben, seine Cohäsion im Ganzen zu erhöhen. — Je zwei differente Körper setzen
in sich wechselseitig relative Cohäsionserhöhung und Verminderung. Diese wechselseitige Cohäsionsveränderung durch Be-

---

*) Annales de Chemie, Tome XXXVII.
**) m. s. hauptsachlich Schellings Zeitschrift
für speculative Physik. Zweit. Bds 2s Heft.

rührung zweier differenter Körper ist der
einzige Grund aller Electricität. Da die
Berührung der differenten Körper zur Electricität nur nöthig ist, so möchte es sich
wohl zeigen, daſs in dieser ganzen Potenz
alles, daſs also Magnetismus, Electricität
u. s. w. wieder gemeinschaftlich unter
dem Schema des Magnetismus stehen. Indifferente Körper, die sich berühren, streben in sich wechselseitig Cohäsionsverän-
derungen zu setzen. Weil im Allgemeinen jeder Körper das Bestreben hat, sich
in seiner Cohäsion zu erhöhen, dies aber
nur unter der Bedingung einer Cohäsionsveränderung im andern möglich ist, so
sétzt von indifferenten Körpern, die sich
berühren, jeder im andern wechselseitig
die letztere. Cohäsionsverminderung
relativ d. h. in Bezug auf propor-
tionale Cohäsionserhöhung ist
demnach = Electricität. — Von je
zwei differenten Körpern, die sich berühren, wird derjenige negativelectrisch, welcher eine relative Cohäsionserhöhung, derjenige positiv, welcher eine gleiche Cohäsionsverminderung erleidet. Die Electricität wird demnach nur erweckt und im
Grunde gar nicht mitgetheilt. Der electrische Leitungsproceſs geschieht unter

der Form des Magnetismus und ist ein activer Cohäsionsprocefs; denn er geschieht
nicht ohne gleichzeitige Cohäsionserhöhung
und Verminderung zwischen zwei verschiedenen Körpern oder verschiedenen
Puncten desselben Körpers unter der Form
des Magnetismus, mithin auch als activer
Cohäsionsprocefs. Weder durch Magnetismus, noch durch Electricität wird die Totalität des dynamischen Processes (des Stre-
bens der Natur zur absoluten Indifferenz)
dargestellt, sondern nur durch chemischen
Procefs. Der Sauerstoff ist Mittelglied
aller chemischen Thätigkeit und aller chemische Procefs entweder Oxydation oder
Desoxydation *). Der chemische Procefs
in seiner Ursprünglichkeit beruht einzig
darauf, dafs zwei differente Körper durch
Berührung wechselseitige Cohäsionsverän-
derungen in sich setzen und jedes derselben seinen Zustand auf Kosten des Indifferenten wieder herstellt. — Das allgemeine Gesetz dieses Processes ist: dafs von
zwei unter die Bedingungen des chemischen Processes versetzten Körpern derjenige, dessen Cohäsion relativ vermindert

---

*) m. s Schelling von der Weltseele und dess.
Ideen zur Naturphilosophie.

ist, sich oxydirt (also das Wasser zu Sauerstoff potenzirt) derjenige dagegen, welcher
in seiner Cohasion erhoht ist, sich desoxydirt, oder wenigstens das Wasser zu Wasserstoff potenzirt *). — Der chemische
Procefs ist sowohl durch Magnetismus als
durch Electricität vermittelt. — Als nothwendige Bedingung der vollkommensten
galvanischen Action werden zwei starke aber differente Körper, gefordert, die
unter sich und mit einem dritten flüssigen
in Berührung sind. Aber diese Bedingungen sind die reinsten des chemischen Processes. Daraus folgt nun, (nicht dafs der
chemische Procefs durch Galvanismus bewirkt werde, sondern) dafs der Galvanismus der chemische Procefs selbst
und sonst nichts sey, aber in der ganzen
Totalität seiner Bedingungen, insofern er
die Bedingung aller Construction (Tripli-
citat der Kette) auch die Momente der

---

*) Auf das Gesetz, dafs die Thätigkeit innerhalb
der galvanischen Kette gleich sey der Differenz der
Verwandschaftsgrade beider Korper zum Sauerstoff
hat Dr. Kielmeyer bereits fruher hingedeutet und
dafs der Sauerstoff und Wasserstoff die beiden Ele-
ctricitaten reprasentire, hat Schelling erwiesen
(Zeitschr. f. specul. Phys. Bd. 1. Heft 2. S. 90.) Aber
wie kommt es hiebei, dafs gerade der positive oder
Zinkpol dessen Cohasion relativ vermehrt wird Sauerstoff giebt und der entgegengesetzte Wasserstoff?

Construction selbst, den Magnetismus, die
Electricität und den chemischen Procefs
im engern Sinne darstellt. Galvanismus
und chemischer Procefs stehen demnach
keinesweges in Causal, sondern in Iden-
titätsverhältnifs, und der sogenannte Galvanismus mufs aus der Reihe eigenthüm-
licher Formen von Thätigkeit (Processe
genannt) ganz verschwinden. Schon Volta entfernte alles Aufserwesentliche aus der
Theorie vom Galvanismus, indem er zuerst
die thierischen Theile aus der Kette entfernte und zeigte, dafs sie in derselben als
blofse feuchte Leiter (also in einer ganz
allgemeinen Quantität) wirken, und dafs
dieselbe Wirkung durch jeden andern
feuchten Theil eben so gut erreichbar sey.
— Da nun der sogenannte Galvanismus
zugleich Magnetismus, Electricität und
chemischer Procefs (den letztern im engern Sinne gedacht) folglich der chemische Procefs selbst, in der Totalität seiner
Bedingungen dargestellt, ist, unter welche
dann nothwendig die Electricität auch ist,
so ist es nicht weniger nothwendig, dafs
die voltaische Batterie die auffallendsten
electrischen Erscheinungen, als dafs sie die
bedeutendsten chemischen hervorbringen
mufs.

In der höhern Abstraction lautet das Gesetz, daſs die Thätigkeit in der galvanischen Kette gleich sey der Differenz der Verwandschaftsgrade beider Körper zum Sauerstoff, so: das Moment der Thätigkeit ist gleich der Differenz der Cohärenzgrade zweier Factoren der Cohärenz. — Indifferente Körper, welche sich berühren, setzen 'in sich selbst sowohl als zwischen sich wechselseitig active Cohäsion; denn sie streben sich zu erwärmen. Nun ist aber active Cohäsion das Widerstrebende der Wärme. Also werden sie in sich. wechselseitig active Cohäsion, mithin Magnetismus, und da dies wechselseitig gilt, auch Cohäsion unter sich setzen. Hinwiederum werden differente Körper nur active Cohäsion zwischen sich, aber nicht wechselseitig in einander setzen. Daraus erhellt, warum überhaupt nur indifferente Körper sich magnetisiren, anstatt, daſs nur differente sich electrisiren, und daſs Adhäsion in starren Körpern Magnetismus ist. Der Moment des Magnetismus ist im chemischen Procefs als solchem der Moment der Adhäsion, der Moment der Electricität hingegen im chemischen Procefs als solchem beruht auf dem Potenzirtwerden des Flüssigen zu Sauerstoff und Wasserstoff."

Es breiten sich demnach gerade vom

Galvanismus die gröfsten Revolutionen für die höhere Physik und Physiologie aus. Vorzüglich aber hat die letztere durch die nähere Kenntnifs der Bedingungen galvanischer Thätigkeit an deutlicher und tieferer Ansicht des Ursprungs der Erregbarkeit gewonnen. Hr. Ritter stellte, wie oben erwähnt, den Satz auf, dafs der Lebensprocefs galvanische Action sey, begründete denselben durch die Betrachtung der Triplicität als Bedingung galvanischer Thätigkeit, welche sich in organischen Körpern wiederfindet und Schelling erweist, dafs die organische Thätigkeit durch Triplicität erregt werde. Ihm zu Folge ist Organisation das Gemeinschaftliche aus einem Conflicte mannigfaltiger Actionen, welche jedoch nur ihrer Natur gemäfs produciren wollen, ein organischer Körper also der, welcher durch eine immer rege Wechselbestimmung aller Theile des Ganzen sich immer selbst erzeugt. Soll ein individueller Organismus Permanenz erhalten, so mufs derselbe als eine eigene in sich bildende und erhaltende Sphäre wieder gleich seyn einer Thätigkeit, die mit einer andern entgegengesetzten aufserhalb dieser Sphäre liegenden Thätigkeit im Conflict steht. Dies ist das äufsere Unorganische, wogegen die nach aufsen gehende Thätigkeit des Organischen (Recep-

ceptivität) gehen mufs. Die Receptivität des
Innern für das Aeufsere gründet sich auf seine
dem Aeufsern entgegengesetzte Thätigkeit und
umgekehrt hängt von seiner Receptivität für
das Aeufsere seine Thätigkeit ab. Beide, Receptivität und Thätigkeit des Organismus (Duplicität im Organismus) sind also durch einander
bestimmt und bestehen nur in dieser Wechselbestimmung, keineswegs aber jede einzeln für sich. Sensibilität, Irritabilität und
Bildungskraft sind die Momente, auf die
sich die im Organismus regsamen Kräfte reduciren lassen, da die organische Thätigkeit
sich in der Erfahrung nur als ein Wechsel
von Contraction und Expansion und als Pro-
duction zeigt. Die Ursache der Erregbarkeit
des Organismus (oder seiner Fähigkeit durch
aufsere conträre Einflüsse zu beständiger
Selbstreproduction bestimmt zu werden)
ist nicht eine Thätigkeit des Organismus
selbst, sondern eine höhere durch ihn als
Mittelglied wirkende Thätigkeit.
Sie mufs also eine den chemischen Einflüssen entgegengesetzte Thatigkeit ausüben
und nur unter der Bedingung auf den Organismus thätig seyn, dafs in ihm Duplicität Statt findet. Da aber (nach den, zum
Theil oben angegebenen, Beweisen der Naturphilosophie) nur die auch von einer hö-

O

hern Ordnung ausgehende Ursache des chemischen Processes unter der Bedingung der
Duplicität thätig ist, so ist diese identisch
mit der Ursache der Erregbarkeit. Die Sphäre dieser Ursach liegt weder ausschliefslich im
Organismus noch im Mechanismus, sondern
in der Natur selbst, kurz die Ursache der
Receptivität (oder der organischen Duplicität)
mufs sich in die letzte Bedingungen der Natur selbst verlieren.

Soll der Organismus organisirend, d. h.
ins Unendliche productiv bleiben, so mufs
das Gleichgewicht seiner ursprünglichen Duplicität immer gestört und wiederhergestellt
werden. Gestörtes Gleichgewicht ist in der
Natur nur durch die Tendenz zur Wiederherstellung desselben wahrnehmbar, also
mufs auch im Organismus eine solche Tendenz vorhanden seyn. Der Grund dieser
Störung mufs durch ein Drittes bewirkt werden und die höhere Influenz (durch deren
Einflüsse der Organismus den Einflüssen der
gröbern unorganischen Aufsenwelt entzogen
wird) ist nur unter der Bedingung der Triplicität thätig. Diese ist nothwendig im
Galvanismus und die durch sie erregte Thatigkeit dauert im Organismus selbst bei der
anscheinenden Ruhe desselben fort, wie in
der galvanischen Kette, und es mufs in ihm

beständige Triplicität vorhanden seyn (m. s.
Ritters Behauptung, daſs der Lebensproceſs galvanische Action sey., oben S.: 38 flg.)
Diese ist die Bedingung einer immer regsamen aber auch gleichförmigen und eben
darum äuſserlich sich nicht darstellenden
Thätigkeit im Organismus, die aber, da sie
sich auch durch äuſserliche Veränderungen
des Organismus als Object darstellen soll,
nicht als beständig im Organismus angenommen werden dürfte; ein Widerspruch,
der nur durch die Annahme eines bestandi-
gen Werdens und nicht eines Bestehens jener Triplicität gelöset werden kann. Beständig werdende Triplicität ist also
Bedingung der organischen Thätigkeit. Es folgt also, daſs in Allem, wodurch
sich die organische Thätigkeit äuſsert, eine
und dieselbe Ursache statt finde, die den
Organismus sensibel macht, und sich in ihm
thätig zeigt unter den Phänomenen der Contraction und Expansion so wie der Produ-
ction in allen ihren Modificationen, Ernährung, Sekretion und Geschlechtsfortpflanzung.
Denn so wie die dynamische Stufenfolge in
der allgemeinen Natur von Licht auf Electricität, von Electricität auf Magnetismus
fortläuft, so wiederhohlt sich in der organischen Natur dieselbe Reihe gleichsam in ei-

ner höhern Potenz und geht von Bildungs-
trieb auf Irritabilität, von Irritabilität auf
Sensibilität über, und so ergiebt sich am
Ende der Schlufs, dafs es dasselbe Product
ist, das von der höchsten Stufe der Sensibilität sich endlich in die Reproductionskraft
verliert.

Durch die obigen Sätze über das Daseyn eines Galvanismus im organischen Körper gewinnen die sinnreichen Vermuthungen
des Hrn. v. Arnim *) einen hohen Grad
von Wahrscheinlichkeit. Er nimmt an, dafs
wenn ein innerer Galvanismus, ein Gegensatz im thierischen Körper, nachgewiesen
werden könne, sich uns auch das Princip der
organischen Festmachung, der animalischen
Krystallisation in demselben zeige, und dafs
so wie alle electrische Formgebung in krum-
men Linien (— E in geschlossenen, + E in
ausfahrenden) sich darstelle auch der vegetabilische und animalische Stoff nur unter
diesen erscheinen. Ja, es sey wahrscheinlich,
dafs auch die Zeugungstheorie, das Grund-
problem aller Naturkunde viel einfacher dadurch erklärt werden könne, dafs bei der
Zeugung eben so wie im galvanischen Processe, der flussige Grundstoff des künftigen

---

*) Gilbert Annal. VIII Bd. 3 St.

Thieres im Eie zwischen zwei entgegengesetzten Stoffen, dem Eiweiſs und dem Eidotter, liege, daſs eben so nachher in diesem Keime der neue galvanische Gegensatz
sich bilde und daſs eben so, wie im galvanischen Processe die Gegenwart des Sauerstoffs nothig ist. „Wenn der Galvanismus,
sagt Hr. v. A. ferner, die thierischen Stoffe
fest macht, ist er es auch, der ihr specifisches
Gewicht bestimmt? Ist er es, der den thierischen ganz von vegetabilischen Stoffen, sich
nahrenden Körper über das Gewicht des Wassers bringt, während diese, darunter bleiben,
und werden etwa darum thierische Stoffe
einige Zeit nach dem Tode leichter als Wasser, weil mit dem allgemeinen Uebergange
zur Gleichartigkeit in der Fäulung dieser
innere Galvanismus und die dadurch hervorgebrachte Contraction sich aufheben?“

———————

Medicinische Anwendung der galva-
schen Electricität.

Der mit dem chemischen Processe iden-
tische Galvanismus ist, wie aus den Beweisen der Naturphilosophie erhellt, diejenige
höhere Influenz, wodurch die Erregbarkeit
in Thätigkeit gesetzt wird, und dieser be-

ruht auf Triplicität. Es findet daher höchst
wahrscheinlich eine grofse Analogie zwischen
dem innern Agens erregbarer Körper und der
electrischen Thätigkeit auf einander einwirken-
der Korper statt, so dafs bei unmittelbarer Communication wirksamer Kettenverbindungen mit
organischen Theilen eine Vermehrung in der
Thätigkeit der Erregbarkeit statt finden
mufs, indem die lebhaftere galvanische Action
wirksamer Excitatoren sich auch unsern Organen selbst mittheilt. Dies ist der Grund
warum man sich von ihr einen heilsamen
Effect in denjenigen Fallen versprechen konnte,
wo die Receptivität der organischen Thätigkeit
krankhaft vermindert ist, welches sich durch
Unwirksamkeit in ihren Aeufserungen, der Sen-
sibilitat, Irritabilität und Productionskräft,
zu erkennen giebt. Im Allgemeinen ist also
die galvanische Electricität ein Reiz für die
organische Thätigkeit, der der Grundursach
derselben analoger, folglich eindringender
und in vielen Fällen vielleicht andern Reizen weit vorzuziehen seyn mufs. Seine ein-
dringenderen Eigenschaften zeigen sich in
der Erfahrung; und von seiner Vorzüglich-
keit vor andern Reizen lassen sich zum Theil
schon jetzt viele Beweise aufstellen, deren
Zahl sich jedoch bei näherer und vollkommener Kenntnifs des Mittels selbst und der

Fälle, welche seine Anwendung erfodern,
vermehren wird. Nicht lange nach Entdek-
kung des sogenannten einfachen Galvanismus suchten schon mehrere Aerzte aus
demselben für die practische Heilkunst Nutzen zu ziehen. Die Hrn. Creve, Klein,
Sömmering und Behrends *) überzeugten sich durch Versuche, dafs man damit im
Stande sey, bei asphyctischen und leblosschei-
nenden Thieren Zuckungen hervorzubringen,
ja sogar das Leben wieder hervorzurufen;
Sie empfahlen ihn daher zum allgemeinen
Gebrauch sowohl als Prüfungsmittel, um sich
von dem Daseyn des wahren Todes zu überzeugen, als auch zur wirksamsten Wiederbelebung und Rettung scheintodter Personen.
Aber in ersterer sowohl als letzterer Hinsicht konnte man ihn unmöglich als untrügli-
ches Mittel gelten lassen, wenn er nur in
einigen Fällen seine Wirkung verfehlte; und
solche Fälle ereigneten sich nicht selten.
Valli **) konnte durch die verstärkte Electricität (einer kleistischen Flasche) in den
abgetrennten Gliedmafsen von Fröschen noch
Zusammenziehungen hervorlocken, wenn der
Metallreiz aller Art nicht mehr wirkte.

---

*) s. oben S. 24-26.
**) s. oben S. 19 Anm.

-Eben dies sahe Pfaff *); und Himly **)
bewies, dafs der einfache Metallreiz sogar in
Fallen unwirksam bleibt, wo selbst mechanische Reize noch Leben erwiesen. Eben
dies ward an dem Kopfe eines zu Braun-
schweig enthaupteten Missethäters bemerkt ***).

Zu der Hoffnung, den einfachen Galvanismus als Wiederbelebungsmittel anzuwenden, berechtigten Valli's Versuche an zwei
ersäuften Hühnern, die er durch blofses Galvanisiren rettete, da hingegen bei mehreren
andern Thieren der Metallreiz blos lebhafte
Bewegungen in den Gliedmafsen erregte.
Dr. Anscheln glückte eben dadurch die
Wiederbelebung von Fröschen, die nach einem längern Aufenthalt in inflammabler Luft
alle Lebenszeichen verlohren hatten ****).
Die Hrn. Hufeland †) und Reil ††) äufserten die Hoffnung, es werde dies Mittel
in der Therapie und besonders bei paralyti-

---

*) ob. S. 28.
**) Commentatio, mortis historiam, causas et si-
gna sistens. Götting. 1794 §. 74. 75.
***) Journal der Erfindung St. 21. S. 1126.
****) s. dess. Thanatologia. Götting. 1795 S. 19.
†) s. dess. und Prof. Gottlings Aufklarung der
Arzneiwissensch. Jena 1793. 1. Bd. St. 2. S. 184.
††) s. Grens Journal der Physik 1793 VI Bd.
S. 414.

schen Krankheiten von Nutzen seyn. Pfaff
(a. a. O. S. 596.) empfahl beim grauen Staare
um sich zu uberzeugen, dafs derselbe nicht
mit Amaurosis complicirt sey, die innere
Fläche der Wangen auf der einen Seite mit
Zink und auf der andern Seite mit Silber zu
armiren. von Humboldt erwies durch
Versuche am eignen Körper, dafs die Metall-
armatur als wirksames Derivans und daher
vorzüglich bei rheumatischen Uebeln benutzt
werden müsse *). Doch konnte man sich
allerdings von der Einwirkung einer einfachen galvanischen Kette keinen so guten Erfolg versprechen, als von der ungleich kräf-
tigern gröfseier Electrisirmaschinen. Ich selbst
wandte 1798 die einfachen Metallplätten
nach Pfaffs erwahnter Anweisung in zwei
Fällen von Amaurosis an, um vielleicht dadurch einige Besserung zu bewirken, aber
ohne Effect. Glücklicher war Dr. Richter in Hannover, der im Frühjahre 1800 die
einfache galvanische Kette mit Nutzen bei
dem schwarzen Staare brauchte **). Eben
dies geschahe in Stockholm vom Assessor
Gahn und Dr. Wenner und a. a. Orten,

---

*) über die gereizte Muskel und Nervenfaser
2. Bd. S. 22.

**) s. Bischoff comm. cit. pag. 21 und Lo-
ders Journal der Chir. 3. Bd. 3. St.

jedoch ohne Eifolg. Zu Ende des Jahres
1800 und Anfange des Jahres 1801 wurden
in Jena unter der Direction des Hrn. Geh.
Hofr. und Prof. Loder vom Dr. Lichtenstein, Versuche an Gelähmten und Staar-
blinden angestellt, welche in der Folge von
Dr. Bischof zum Theil mit glücklichem
Eifolge fortgesetzt wurden *).

Allem diesem zu Folge ist es keinesweges richtig und verräth es Unbekanntschaft
mit dem zuvor-geschehenen, wenn Hr. Dr.
Grapengiefser behauptet, sein Versuch mit
der Anwendung der Metallplatten bei einer
Heiserkeit sey der erste, in der ernsthaften
Absicht eine Krankheit damit zu heben, angestellt gewesen **).

Nach dem Bekanntwerden des voltaischen Electromotors ward derselbe von Mehreren zugleich, vorzüglich zu Stockholm ***),

_____

*) Ebend.
**) Ich erwähnte dieses Versuchs in meiner Schrift
vom Galvanismus mit den Worten: Hr. Gr. habe
mit dem Galvanismus eine 10jährige Aphonie in 24
Stunden gehoben, die Patientin sey jedoch nachher
wieder heiser geworden, — und kann mich noch jetzt
nicht überzeugen, worin das Unwahre dieser Aeufse-
rung bestehe. Die weitläuftigere (wiewohl eben nicht
genaue und hinlänglich bestimmte) Mittheilung desselben hat Hr. Gr. selbst geliefert und ich konnte
und wollte ihm darin nicht vorgreifen.
***). Mir ertheilten Privatnachrichten von Dr.
Rossi zu Folge von den Herren Gahn und Wenner.

Paris *), Jena **) und hier zur Heilung der Krankheiten benutzt.

Die Erfahrungen hierüber werden am besten als Belege der- Wirksamkeit der galvanischen Electricität in denjenigen Krankheiten angeführt werden, in welchen man sie als Hulfsmittel anzuwenden Ursache hat.

Die Wirkungen der galvanischen Electricität auf den menschlichen Körper im Allgemeinen habe ich bereits erklärt; es kömmt daher darauf an, in welchen Krankheiten des Organismus man diesen Bestimmungen zufolge gute Wirkungen von derselben erwarten darf, und in wie fern diese Erwartungen durch Erfahrungen bestätigt werden oder nicht. Der letztern haben wir zwar jetzt mehrere, als ich in meiner Schrift vom Galvanismus und dessen medicinischer Anwendung benutzen konnte. Es wäre aber zu wünschen, dafs dieselben zum Theil mit gröfserer Genauigkeit angestellt und mit vollkommener Aufrichtigkeit erzählt worden wären, anstatt den Erfolg ihrer galvanischen Operationen entweder geflissentlich zu übertreiben ***), oder aus Irrthum manche Um-

---

*) von Halle s. Bulletin des sciences de la societé philomatique no. 52. an 9. pag. 31.

**) s. Loders Journ. a. a. O.

***) So z. B. gab Hr. Dr. Martens öffentlich

stände für Beweise großer Wirkungen der
galvanischen Electricität zu halten, die es
nicht waren *).

---

eine taube Frauensperson, die er 3 Wochen lang mit
der galvanischen Electricität behandelte, als völlig ge-
heilt an, wurde aber durch die schriftliche Aussage
des Bruders dieser Person ih offentlichen Zeitungen
widerlegt, welcher versicherte, daß seine Schwester
jetzt nicht um ein Haar besser hore als zuvor. (Berl.
Zeitungen von Haude und Spener nô 101. 1802.)
Ein solches Verfahren, welches offenbar Tauschung
des Publikums bezweckt, verdient um so mehr Ruge,
da Hr. Mart'ens (Paradoxien 2. Bd. 1· Heft) mit
der Miene eines Kunstrichters auftritt und vom Drei-
fuß herab uber die Schriften und Beobachtungen anderer aburtheilt! Daß es Hrn. Martens nicht viel
Ueberwindnng kostet, dem Publikum ein qui pro quo
zu machen, hat er durch sein neuestes Jahrbuch der
Geburtshulfe bewiesen (m. s. die Recension dieser
Schrift in der Jenaer Allg. Litt. Zeitg.)

*) Hr. Dr. Grapengießer erzahlt (S. 228.)
als einen wichtigen Beweis fur das wieder zunehmen-
de Gehor des jungen von Schoning die Aeußerung
des Knaben bei dem Geräusch eines Spiels Karten,
welches entsteht, wenn man es krumm biegt nnd in
seine Lage zurückschnellt. Hatte er sich aber naher
von der Sache überzeugen wollen, so wurde er gefunden haben, daß jeder Taubstumme sich dabei eben
so benimmt, weil die dadurch bewegte Luft auf seine Empfindung wirkt. Er hat also den merkwurdi-
gen Unterschied zwischen Empfinden und Horen
ganz ubersehen, den Hr. Prof. Eschke (in seiner
Schrift über Stumme, Abschn 4. S. 48.-55 und an verschiedenen Orten seiner von Arnemann herausgegebenen
kleinen Beobachtungen uber Taubstumme) sehr schon
bemerkt hat. Eben hieraus erklart sich die Empfindung, welche der kleine Taubstumme von dem Rol-
len des Wagens hatte, wovon Hr Eschke (in seinen fragmentarischen Bemerkungen uber das Gehor
in Arnemanns Magazin f. d. W. A. W. Bd. 2. St. 3.

Eine behutsame Anwendung der galvanischen Electricität stiftete in keinem Falle
Schaden, und man kann sich von ihr, wiewohl nie mit völliger Gewißheit, wo sie indicirt ist, Nutzen versprechen. Die übertriebenen Geruchte, welche man anfangs, wie
es schien, geflissentlich von ihren Wun-
derkräften ausbreitete, haben sich keinesweges bestätigt, vielmehr zeigt die Erfahrung
daſs bis jetzt noch die mehresten Fälle, in

S. 376-379) mehrere Beispiele mittheilt. Ueberhaupt
ist es ein Widerspruch, wenn nach Hrn. Gr. S. 224
der junge von Schöning auf einem Ohre ganz vollkommen hören und das Gesagte von Wort zu Wort
bis auf einige Consonanten wiederholen soll; denn
wenn er ganz vollkommen horte, so müſste er alle
Consonanten nachsprechen konnen, da in seinen
Sprachorganen kein Fehler liegt. Auch sprach er
schon alle Consonanten, als er noch bei Hrn. Prof.
Eschke war. Daſs er es nachher nicht mehr konnte, ward blos durch die lange dem Galvanisiren ge-
widmete Zeitpause verursacht. Nach der am 2ſsten
Junius 1801 geschehenen mündlichen Aussage des
Landrathes Freiherrn von Schoning war das Galvanisiren bei seinem Sohne ganz ohne Nutzen. — Eben
dies war bei der Augustine Carln der Fall, von
der Hr. Gr. S. 234-35 behauptet, ihr Gehor sey durch
den Galvanismus fast ganz wieder-hergestellt. Ganz
erdichtet ist diese Behauptung, wie dies Madchen
selbst und ihre Mutter, (welche nichts weniger als
gegen Hrn. Gr. eingenommen ist, da er sie von einer
andern Krankheit heilte) gegen jedermann versichern.
Und warum erzahlte Hr. Gr. nicht auch die Falle
von ganzlich vergeblicher Anwendung des Galvanismus bei Taubstummen, wie z. B. bei dem hieselbst
vom Hrn. Prof. Eschke unterrichteten taubstummen
Kruger aus Frankfurt a. d. O.?

denen man sie anzuwenden Ursache hat, dadurch ungeheilt blieben, in einigen aber der Erfolg theils auffallend glücklich, theils nur palliativ heilsam sey *).

Schädlich, ist die Anwendung der galvanischen Electricität nur bei unzweckmäfsiger oder übermafsig heftiger Anwendung. Von folgenden Beispielen dieser Art habe ich mich von den beiden ersten selbst überzeugt und das dritte sahe und erzählte mir der Hr. Geheime Rath Heim hieselbst, dessen gröfse Talente und Verdienste ich innigst verehre. — Ein mit immerwahrender Bewegung und grofser Empfindlichkeit der untern Extremitäten behafteter Mann, den ich bereits in meiner Abhandlung vom Galvanismus u. s. w. S. 58 erwähnte, der hiesige Hofrath Krüger, bekam nach unzweckmäfsiger Application eines Electromotors von 50 Lagen auf wunde Stellen heftige Schmerzen, die Convulsionen verursachten und viele Tage nachher anhielten. — Ein anderer, Hr. Kaufmann

---

*) Hiemit stimmen die mehresten Beobachtungen anderer Physiker und Aerzte uberein. Prof. Weber (der Galvanismus eine Zeitschr III Heft S. 121) sagt: „Beinahe in allen Fallen sey der Galvanismus auf direct geschwachte Organe wirksam, so dafs sich der Patient auf der Stelle erleichtert fuhle, die Erleichterung sey aber meistens vorubergehend. Vollige Heilung stelle sich zuweilen und auf eine auffallende Weise ein, sey aber in wenigen Fallen von Dauer."

Ramin hieselbst; ward in Hrn. Dr. Grapengiefsers Wohnung von einem, jungen
Wundarzt wegen Harthörigkeit galvanisirt
und bekam nach unüberlegter Anwendung
eines zu starken Electromotors heftigen
Schwindel, Taubheit, und eine gänzliche
Schwere der Zunge, welche ihn lange am
Sprechen hinderte. — Eine Dame, die vor
mehrern Jahren an epileptischen Zufallen
gelitten hätte, seit langer Zeit aber davon
gänzlich befreit gewesen ist, bekam, als sie
sich aus blofser Neugierde mit einem starken
Electromotor in schliefsende Verbindung
setzte, augenblicklich ihre Zufälle mit der
grofsten Heftigkeit wieder. Noch andere
Fälle von fast geheilten Lähmungen, die
nach zu heftiger Anwendung des Galvanismus wiederkehrten u. a. m. sind mir von
mehreren Aerzten mitgetheilt worden.

Um diese Nachtheile zu vermeiden, ist
es hauptsächlich nothig, sowohl die Wirkungsart des Electromotors, als die Sympto-
me der Krankheit, denen man jene entge-
gensetzen will, genau zu kennen und zu untersuchen. Im Allgemeinen werden indessen
folgende Vorschriften und Kurregeln vorzügliche Aufmerksamkeit verdienen.

1) In Rücksicht der Construction eines wirksamen Electromotors. Ein

horizontal liegender, wie Fig. 2. und 5.
ist wegen gröfserer Bequemlichkeit und
gleichmafsiger Wirkung den perpendiculär
aufgeschichteten vorzuziehn. — Die Lagen der Metallplatten müssen aufeinander
gekittet seyn, so dafs immer eine Platte,
aus einer Zink- und einer Silberplatte besteht. Dies erspart sehr viele Mühe und
verhindert das Eindringen der angewandten Feuchtigkeit zwischen die einzelnen
Platten. — Die Platten müssen bei jeder
neuen Construction rein und auf ihrer
Oberfläche unverkalkt angewandt werden.
Zwar ist das Reinigen höchst unbequem.
Es kann aber durch die oben (S. 81.) angegebenen Mittel erleichtert werden. Die
Kupferplatten lassen sich immer mit Essig
am besten abschauern. Zur Reinigung der
Zinkplatten bedient man sich mit Nutzen
einer verdünnten Schwefelsäure, und zwar
zu 100 Platten einer Mischung aus $1\frac{1}{2}$, 2
bis 3 Loth Vitriolöl und $1\frac{1}{2}$ bis 2 Pfund
Wasser, in der man die Platten umher-
rührt, sie dann abwäscht und trocknet. —
Zu den feuchten Leitern ist oben feines
Tuch von ächter oder weifser Farbe empfohlen. Prof. Weber versichert, dafs
feine Charten vor allen andern feuchten
Zwi-

Zwischenlagen zu empfehlen sind *). Sie dauern länger, als man es sich vorstellen sollte, und wird auch der Leim, der die gemalten Papierblätter zusammenhält, durch die Befeuchtung aufgelöst, so dient doch jedes derselben, so dünn es auch als einfaches Papier ist, besser als Tuch. — Zur Anfeuchtung der Leiter dienen bekanntlich die Salzauflösungen und verdünnten Säuren. Auflösung von Küchensalz scheint langsamer, Auflösung von Salmiak aber kräftiger zu wirken. In Voigts Magazin (4. Bd. 1. St.) wird eine Mischung aus Rindsgalle, Lackmustinctur und Salzauflösung empfohlen. — Dr. Oersted fand bei vielfältigen Versuchen folgende Proportion derselben am wirksamsten: Salz 1 Unze, frische Rindsgalle 1 Unze, Wasser 4 Unzen und Lackmustinctur 1 Quentchen, (s. Martens Parad. 2r Band 2. H.) Hr. Sprenger beobachtet folgendes Verfahren, um seine Tuchscheiben immer gleichwirkend zu machen. Sie werden mehrere Male durch Waschen mit heifsem Wasser wohl gereinigt, dann getrocknet in kochend Wasser gelegt, worin vorher 4 Unzen Kochsalz fast gänzlich aufgelöst sind, nach

---

*) Der Galvanismus, eine Zeitschr. 3. H. S. 139.

10 Stunden herausgenommen und so aus-
gedruckt, dafs der Rest des Salzwassers
drittehalb Unzen wiegt. Wenn etwas un-
aufgelöfst an dem Kasimir hängt, so hindert dies die Wirkung nicht; denn man
kann durch blofses Bestreuen mit Kochsalz ihre Wirksamkeit bei einem lange
gestandenen Electromotor vermehren *). —
Die Platten werden in dem Gestelle so
gelegt, dafs immer zwischen 8 bis 10 Lagen eine Leitungsscheibe von Blech (s.
Fig. 3. a. b) hervorsteht, an welcher Dräthe
befestigt werden können. — Dräthe sind
den aus zusammengesetzten Gliedern bestehenden Ketten vorzuziehen, weil sie
mehr ein ununterbrochenes Ganze bilden,
also die Wirkung gleichmäfsiger fortzuführen. Die an den Enden der Leitungs-
dräthe befestigten Conductoren (g g)
sind mit Glas überzogen oder stark la-
ckirt, damit nicht die Wirkung des Electromotors in die Hände des operirenden
übergeht, ehe sie den Patienten berührt.
Sie sind fast allein hinreichend, als die
schicklichsten Leiter der galvanischen Thätigkeit an jeden Theil des Körpers zu dienen und machen im Grunde alle andere

---

*) Wolke a. a. O.

weitläuftige und künstliche Bandagen, Maschinen u. dgl. ganz überflüssig. — Uebrigens ist das sorgsame Isoli en des Electromotors zur vollhommenen. Wirksamkeit desselben keinesweges nöthig.

2) Um den Electromotor so lange als möglich fortdauernd und gleichförmig wirksam zu erhalten, ist folgendes zu beobachten:, die leitenden Papier-, Tuch- oder Pappscheiben müssen feucht erhalten werden, indem man, wenn sie ausgetrocknet sind, durch eine kleine Spritze neue Salzauflösung hinein bringt. Eben dadurch kann die aus ihnen herausgedrückte und herablaufende Flüssigkeit hinweggenommen werden. Stockt demungeachtet die Wirkung der Säule, so kann man sie durch Schütteln der Dräthe etwas befördern. Auch das Abwechseln in der Application eines Poles mit der eines andern, bringt oft die Wirkung wieder hervor, vorzüglich aber das Versetzen einiger Platten. — Sind die Metallplatten völlig verkalkt, so hört die Wirkung auf; daher beruht der Grad der mehreren oder mindern Heftigkeit in der Wirkung des Electromotors nicht allein auf die Zahl der ihn constituirenden Platten, sondern auch vorzüglich auf ihre größere oder ge-

ringere Reinigkeit, auf die gehörige Befeuchtung und auf die mehr oder minder
vollkommene Auflösung des angewandten
Salzes. Durch mehrere Ableitungen laſst
sich die Wirksamkeit eines Electromotors
nicht vermindern. Man kann 4 und mehrere
rere Personen an einen Electromotor setzen und alle haben dieselbe Empfindung
davon als ein einzelner *). Will man aber
den patienten genau beobachten, so ist es
freilich besser, nur einen Patienten auf
einmal mit dem Electromotor in Verbindung zu bringen.

3) In Rücksicht der Anwendung des
Electromotors auf den menschlichen Köper verdienen die bereits angegebenen allgemeinen Wirkungen vorzüglich berücksichtigt zu werden. Die Heftigkeit derselben richtet sich theils nach
den angegebenen Bedingungen der Construction des Electromotors, theils nach der
Applicationsmethode, theils nach der Con-
stitution des Subjects und den auf seine
Erregbarkeit einwirkenden Umständen. So
ist z. B. der Stoſs stärker, wenn man die
beiden Dräthe, deren Enden mit dem Kör-

---

*). s. die Versuche des Herrn Dr. Kober im
Reichsanz. no. 90. 1. April 1801.

per verbunden sind, durch ein Stück Silber in Verbindung gesetzt; wiewohl dergleichen heftige Erschutterungen nichts weniger als heilsam sind. — Um die Grade
der Wirkung des Electromotors bestimmen zu konnen, wäre freilich ein Galva-
nismometer das nothwendigste Erfordernifs
Indessen wird man sich mit dem dem
bennetschen Electrometer ähnlichen Instrumente, welches in dem leipziger physikalischen Magazine feil ist *), schon ziemlich helfen können. Natürlich ist die mehrere oder mindere Reizbarkeit der zu galvani-
sirenden Subjekte unter einander sowohl als
selbst einzelner zu verschiedenen Zeiten verschieden. So z. B. ist die Wirkung bei heiterm, trocknem, warmem Wetter am starksten, wozu auch die größere Wirksamkeit
des Electromotors bei dieser Witterung beiträgt. Bei Ost- und Nordwind sind die Empfindungen stärker als bei der entgegengesetzten.
Ein Mittel zur Verstärkung der Reizbarkeit und Receptivität des Organismus gegen die galvanische Electricität ist reines
Alcali vor dem Galvanisiren zu 10 Gran
innerlich genommen **). — Jede allge-

---

*) Geigers angef. Schr. S. 68.
**) s. Bischof l. c. Loder Journ. 3. Bd. 5. St.
S. 495.

meine· Einwirkung · des Galvanismus, ist·
gewöhnlich verbunden mit einer örtlichen
und jéde örtliche Application bringt auch
mehrentheils allgemeine Veränderungen im
Organismus hervor. Dies folgt nicht allein
aus der richtigen physiologischen Ansicht
des Oganismus, sondern auch aus der Erfahrung. Jede Applicatiou der galvanischen
Electricität bewirkt bei einigen schwach-
sichtigen Personen temporell gröfsere Helle
und Stärke der Augen. Manche, bekommen von ganz örtlicher Application Diar-
rhöe, Kopfschmerzen, Schwindel u. s. w.
Demnach ist a) fast jede örtliche Application, zugleich von allgemeiner Wirkung
und b) in Krankheiten des gesammten Organismus (sogenannten allgemeinen) von der
galvanischen Electricität Hülfe zu erwarten,
welches Hr. Grapengiefser ohne Grund
leugnet. — Der anzuwendende Grad der
galvanischen Electricität sey mäfsig. Nur
dieser gemilderten Anwendung schreibt Dr.
Helwag *) den fast immer glücklichen Erfolg seiner Versuche zu, die er meistens nur
etwa 10, selten über 20 Minuten dauern
liefs. Man werde daher nicht ungeduldig

---

*) s. dess. Erfahrungen üb, d. Heilkräfte des Gal-
vanismus §. 5.

und. lasse sich nicht gleich nach den ersten
Versuchen verleiten, den Grad beträchtlich
zu vermehren. Denn gewöhnlich werden
die Patienten sogar täglich empfindlicher gegen diesen Reiz, so dafs man ihn mindern
mufs. Eben so wenig lasse man sich durch
den selbst mehrere Wochen lang ausbleiben-
den Erfolg abschrecken, da es Beispiele genug von späterer Wirkung des Mittels giebt.
Täglich, auch wenns angeht, mehrere male
die Operation zu wiederhohlen, ist nothwendig. Vorzüglich sind die Nervenwurzeln
und Verbindungen zu galvanisiren, bei Lähmungen aber auch die verletzten Muskeln,
und zwar jederzeit mit Rücksicht auf die
oben (S. 130-140) angegebene Verschiedenheit der Pole des Electromotors und des
Hirn- und Organendes am Nerven, überhaupt
aber vorzüglich auf die Krankheitsform, in
welcher und die Absicht aus welcher man den
Galvanismus anwenden will. — Die Verschiedenheit der Heilkräfte der durch Reibung erzeugten und der galvanischen Electricität, die
wie oben (S. 173 flg.) erwiesen, in der Art ihrer
Erzeugung im Electromotor beruht, bestimmt
Prof. Weber *) sehr richtig nach den bisherigen Erfahrungen dahin, dafs das galvani-

---

*) Der Galvanismus, eine Zeitschrift, 3. St. S. 323.

sche Agens auf die edlern Organe heilsamer
als das electrische und meistens plötzlicher
zu wirken, bei minder edlen Organen, z. B.
Armen, Füfsen u. s. w. in Hinsicht auf Heil-
samkeit vor dieser nichts oder nicht viel
voraus zu haben scheine *).

Soll man den Patienten in beständig geschlossener Verbindung mit dem Electromotor erhalten oder diese Verbindung durch
öfteres und wiederholtes Abnehmen und An-
legen der Conductoren fortdauernd unterbre-
chen und wieder herstellen? Gründen und
Erfahrung zufolge ist die letztere Methode.
vorzüglicher; denn es ist ganz gewifs, dafs
der Electromotor oft auf einige Augenblicke
stockt, dann gleichsam mit erneuerter Kraft
wieder zu wirken anfängt, hierauf noch länger stockt u. s. w., dafs seine Erschütterungen höchst ungleich ausfallen und dafs hiebei
überhaupt keine regelmäfsige, gleichförmige
Wirkung statt findet. Daher ist die Application der galvanischen Electricität durch die
angebrachten Bandagen und beide am Körper des Patienten befestigten Conductoren
den Patienten schmerzhaft und unangenehm,
weil davon zuweilen, wenn sich viel Ele-

---

*) vgl. System der med. Electricitätslehre mit
Rücksicht auf den Galvanismus von D r. Chr. Aug.
Struve Arzt zu Görlitz. Bresl. 1802. 8.

ctricität im Electromotor angesammelt hat,
eine heftige Entladung und Erschutterung
erfolgt,. die gegen die vorhetgegangenen geringen sehr unangenehm ist, auch gewifs
durch ihre Heftigkeit einen zu heftigen lah-
menden Reiz hervorbringt, der vielleicht
diejenige gute Wirkungen des Electrisirens
hebt, welche die vorherige weniger heftige,
Einwirkung des Electromotors bereits hervorbrachte. Das in gleichmäfsigen Zeitrau-
men wiederhohlte Schliefsen und Oeffnen
der Verbindung hingegen ist weniger schmerzhaft und von gleichmafsigerer Wirkung. In
allen Fallen, wo ich guten Erfolg vom Galvanisiren bemerkte, in denen von Hrn.
Sprenger mit so glücklichem Erfolg angestellten und durch gultige Zeugnisse bewahr-
ten Versuchen, und in Hrn. Prof. Schaub's
ebenfalls gelungenen Versuchen, war dieses die angewandte Methode. Ich ver-
werfe daher jetzt die Kopfbandagen und alle
Befestigungsmittel beider Conductoren, und
halte es fürs beste, den einen Conductor
und zwar den von der Kupferseité an den
Kranken zu befestigen und den andern (den
von der Zinkseite) auf die eigentlich geschwächte Stelle in gleichmäfsigen Pausen
zu bringen. Diese Stelle mufs dann bekanntlich wohl (am besten mit einer Salzauflö-

sung) angefeuchtet, oder ein mit derselben durchnafster Schwamm daraufgebunden seyn. Je stärker dieser befeuchtet ist, desto gleichförmiger und leichter wird das galvanische Agens übergehen. Durch seinen eigenen Körper in den des Patienten die galvanische Electricität zu leiten, würde ich dem Operateur nicht anrathen; da dieser für den gesunden Zustand offenbar zu starke Reiz die nachtheiligsten Folgen für ihn selbst haben könnte, nicht zu gedenken, dafs hiebei ein grofser Theil der übergehenden Electricität verlohren gehen mufs. Deshalb mufs man die Conductoren entweder mit ganz trocknen Händen fassen, oder sie durch Ueberzug von Glas oder Lack isoliren.

Diejenigen, sowohl allgemeinen Krankheiten als örtlichen Zufälle des Organismus in denen sich die galvanische Electricität hülfreich bewiesen hat und in denen man sich davon etwas versprechen kann, sind insgesammt asthenischer Art und beruhen auf einer Disproportion beider Factoren der Erregbarkeit, der Receptivität und der Energie bei denen also die Reproduction (in schellingscher Bedeutung) leidet. Ein solcher asthenischer Zustand ist als Product der zuvor auf den Organismus wirkenden inciti-

renden Potenzen und Krankheitsursachen,
entweder direct, indirect oder gemischt.
Die directe oder eigentliche Schwäcne entsteht aus geradezu schwächenden Ursachen,
wodurch dem Organismus die der Gesund-
heit gemäfse Reizung entzogen wird. Der
indirecten Asthenie ist gewöhnlich ein gewisser Grad der Hypersthenie zuvor gegan-
gen; sie entsteht durch übermäfsige Reize,
Die gemischte Schwäche ist Effect beider
Krankheitsursachen. Sie geht aber eben sowohl als die indirecte Schwäche in directe
über, wenn die Energie des Organismus fortdauernd leidet und die Receptivität sich an-
häuft. Daher ist in den meisten Fällen asthenischer Krankheiten directe Schwäche vorhanden *), der die anzuwendende galvanische

---

*) Hr. Dr. Grapengiefser definirt directe Ast-
henie als Schwache mit erhohter Reizbarkeit und
tadelt mich, dafs ich bei der directen Asthenie den
Galvanismus vorsichtig anzuwenden empfehle. Er
bewerfst aber durch seinen Ausspruch nichts als Unbekanntschaft mit den Grundsatzen der Erregungstheorie, der zufolge directe Asthenie und Schwäche
mit erhohter Reizbarkeit nichts weniger als identi-
scheBegriffesind. Er urtheilt also hier wieder Blinde
von der Farbe. Mochte Hr. G. sich daher richtigere
Kenntnifs der Erregungstheorie verschaffen, so würde
er einsehen, dafs er selbst ohne es zu wissen, in Fällen von directer Asthenie (z. B. S. 106 seiner Schrift
gegen Amaurosis von Samenverschwendung und lang-
anhaltenden Krankheiten) die Anwendung der galvanischen Electricitat empfiehlt. Bei sehr erhohter Sen-

Electricität im adäquaten Grade der Heftigkeit entgegengesetzt werden mufs. Hieraus
folgt die Nothwendigkeit einer Anfangs gelinden, nachher steigenden Stärke derselben.
Dafs übrigens organische Fehler und Zerstörungen, da wo sie Ursache der Schwäche
sind, vorher gehoben werden müssen, ver-
steht sich von selbst; wo sie hingegen Effect
derselben sind, wie z. B. bei Verstopfungen
in den kleinern Gefäfsen der Drüsen u. dgl.;
da mufs die Wirkung mit der Ursache weichen.

Eine solche Anwendung der galvanischen
Electricität kann man nun in folgenden
Krankheiten mit Grunde empfehlen.

---

sibilität ist dieser Reiz allerdings noch zn stark. Es
isf mir nie eingefallen, nach der brownischen Erre-
gungstafel (?!) wie Hr. Grapengiefser sie nennt,
die galvanische Electricität bei derjenigen Amaurosis
zu empfehlen, welche mit übermafsiger Empfindlichkeit verbunden ist. Hier müssen die geringern Reizmittel, z. B. das Opium, Narcotica u. dgl. vorange-
hen, um die Empfindlichkeit, vielleicht auch die
Krankheit, zu heben. Bei directer Asthenie mit weniger Sensibilität hingegen, z. B. bei gewissen Nervenkrankheiten, kann man sehr wohl die Anwendung
derselben wagen, und die von Hrn. Gr. zum Beweise des Gegentheils angefuhrten Beispiele erweisen
nur, dafs in diesen Fallen die Electricität entweder
nicht indicirt war oder falsch angewandt wurde. Ich selbst habe bei gehöriger Vorsicht die galvanische Electricität bei mehreren nervenschwachen
Personen ohne Schaden angewandt.

A. Allgemeine Krankheiten.

1) Beim Scheintode, sowohl als Hülfsmittel zur Wiederbelebung als auch als Prüfungsmittel des wahren oder nur anscheinenden Todes. In beiderlei Absicht empfahl sie zuerst Prof. Creve 1793 in der angeführten Schrift; von Dr. Klein und nachher in seinem gröfsern Werk vom Metallreiz. Er rieth, die Schulter oder den Schenkel solcher leblosen Personen von der Haut zu entblöfsen, den Musculus biceps bracchii, den gastrocnemius oder den pectoralis major, vom Blute gereinigt mit 2 Metallen, vorzüglich Zink und Silber, armiren. Die Basis des dichtern Metalls müfste ungefähr funfmal breiter seyn als des andern und ihre Spitzen bogenförmig vereinigt werden. Sömmering schlug bei scheintodten Menschen den nervus phrenicus als den schicklichsten Ort zur Anwendung des Metallreizes vor. Valli und Anschel stellten glückliche Versuche mit der Belebung von Thieren durch die Einwirkung eines einzelnen Metallpaares an. Pfaff und Himly verwarfen Creve's Vorschlag ganz; allein ihre Gründe treffen nur den höchst schwachen Galvanismus einzelner Plättenpaare. Vom

Electromotor, läſst sich allerdings hierin
ungleich mehr erwarten. Von Thieren,
vorzüglich Mäusen und Vögeln, die unter
der Campane der Luftpumpe oder in mephitischen Gasarten zu einem hohen Grade
der Leblosigkeit gebracht waren, gelang
es mir, einige durch die Einwirkung eines nicht starken Electromotors von der
Mundoffnung zum Anus wieder zu bele-
ben. An erst verblichenen Menschen wurden, wie Dr. Heidmann versichert *),
im allgemeinen Krankenhause zu Wien
Versuche mit der galvanischen Electricität
angestelt, welche dieselbe als Belebungs-
und Prüfungsmittel völlig bewährten. Au-
ſserdem dienen die vom Hrn. Dr. Heidmann angestellten fernern Versuche zur
Begründung folgender Beweise für die An-
wendbarkeit des Mittels. Die Reizbarkeit
der Muskelfasern, auf deren Erweckung
es ankömmt, hält nämlich keinesweges,
wie man bisher glaubte, an den innern
Theilen länger als an den äuſsern Theilen
an, sondern erlöscht überall zu gleicher
Zeit, wenn die Ursache des Todes bei zuvor gesundem Zustande aus äuſsern Ge-
waltthätigkeiten, z. B. durchs Verbluten,

---

*) s. Gilberts Ann. d. Phys. X. Bd. 1. St. und me-
dicinisches Archiv v. Wien u. Oestreich, 4r Jahrg. 1802.

Ersäufen, Erdrosseln u. s. w. entstanden
ist; wo aber innerliche Ursachen, als Krankheiten und organische Veränderungen durch
chemische Einwirkungen (z. B. durch Erstickung in mephitischen Gasarten, narko-
tische Vergiftungen u. s. w., welche die
organische Mischung oder die Lebenskräfte
gleichsam unmitttelbar angreifen) den Tod
herbeiführten, war die Reizbarkeit an den
äufsern Theilen stets sogar länger als an
den innern wahrzunehmen. In allen Fällen, wo durch die Wirkung eines Electromotors die Reizbarkeit der Muskelfaser
nicht mehr in Thätigkeit gesetzt werden
konnte, bewiesen sich Hrn. Heidmann
auch alle übrigen Reize, von welcher Art
sie immer seyn mochten, und selbst der
verstärkte Funke einer Electrisirmaschine
ganz unwirksam. Es würde daher wohl
eine strafbare Nachlässigkeit seyn, bei den
Belebungsversuchen verunglückter Menschen die Anwendung der galvanischen
Electricität auf die äufsern Theile zu übergehen. Man scarificire entweder zwei
kleine Stellen, befeuchte sie wohl, belege
sie mit Metallplatten und bringe an jede
derselben einen Conductor (fig. 1. gg.)
der mit einem Pole des Electromotors
durch einen Drath zusammenhängt. Oder

man halte die beiden Conductoren in die
Nasenlöcher oder auf beiden Seiten des
Mundes. Doch sehe man dahin, dafs nicht
durch übermäfsige Einwirkung eines zu
kräftigen Electromotors die noch vorhan-
dene geringe Summe der Erregbarkeit ex-
tinguirt werde. Vorzüglich ist dies bei
der Asphyxie neugeborner Kinder nöthig,
denen man entweder im warmen Bade die
Conductoren auf der Oberhaut appliciren
oder dessen Händchen man in 2 Gefäfse
mit Salzwasser mit den Conductoren in
Verbindung setzen kann *). Vielleicht
wäre die Leitung vom After zum Munde
noch allgemeinwirkender.

2) Allgemeine Nervenkrankheiten.
Dafs man bei diesen nicht mit zu heftiger
Anwendung der galvanischen Electricität
hineinstürmen dürfe, sondern auf den je-
desmaligen Grad der Mobilität des Nervensystems nnd seiner Rückwirkung gegen
äufsere Reize, so wie auf die Art des Ursprungs der Krankheit von direct oder indirect schwächenden Potenzen Rücksicht
nehmen müsse, bedarf hier für unterrich-
tete

---

*) vgl. Froriep diss. de methode neonatis
asphycticis succurendi. Jen. 1801.

tete Aerzte keiner Erinnerung. Dafs man aber ihre Anwendung bei diesen Krankheiten durchgängig verwerfen sollte, dagegen sprechen, theoretische Gründe und Erfahrung. Eine auffallende Beobachtung dieser Art ist die der Hrn. Drn. Huber und Hagenbach in Basel *): Bei einem nervenschwachen Mädchen, welches nach dem innern Gebrauch von $\frac{1}{2}$ Gran Belladonna Sprache und Gehör verlohren hatte, versuchte man das einfache Galvanisiren zuerst an beiden processibus mastoideis. Es brachte starkes Ziehen in den Muskeln, die Sprache aber nicht wieder hervor. Hierauf brachte man einen künstlichen Magnet und Opium an die Schlafe, welches heftige Zuckungen der daselbst gelegenen Muskeln, zugleich aber einen Hundskrampf veranlafste, der bis zum andern Tage fortdauerte und den Mund gänzlich verschlossen hielt. Um diesen zu heben, ward nach 24stündiger Dauer desselben ein Versuch mit dem Electromotor angestellt. Man verband die Zinkseite mit der Stelle hinterm Ohre, wo der Antlitznerv hervortritt, und die Silberseite mit

---

*) mitgetheilt in der Salzb. medicinisch-chirurg. Zeitung 1. Bd. 1801. no. 14.

Q

der durch den Trismus eingeklemmten
Zungenspitze. Nach 5 Minuten trat die
Zunge blitzschnell in die Mundhöhle zurück, der Mund öffnete sich und ergofs
einen Strom von Speichel. Hierdurch
aufgemuntert begann man einen Versuch
zur Wiederherstellung der Sprache. Mit
der Zinkseite ward die linke Seite des
Halses, wo der Stimmnerve herabläuft und
mit der Silberseite der Kehlkopf berührt,
nach wenig Secunden erfolgten Zuckungen
in den Muskeln des Halses, die sich schnell
über den ganzen Körper verbreiteten. Als
man hierauf den Versuch dahin abänderte
dafs man den Strom durch beide Ohren
leitete, liefsen die Zuckungen nach und
die Kranke fiel in einen Schlaf, worin sie
öfters lachelte und zu träumen schien.
Nach 6 Minuten erwachte sie plötzlich
und sprach nach 26 Tagen zum ersten
male. Die Batterie ward mit 6 Lagen
verstärkt und der Versuch durch beide
Ohren $\frac{1}{4}$ Stunde wiederholt. Es entstanden starke Zuckungen, weshalb man die
Säule um 3 Lagen verminderte. Hierauf
liefsen die Convulsionen nach und in 3
Minuten trat der Schlaf ein, der $\frac{2}{4}$ Stunden dauerte, und der sich auch nachmals
bei mehreren Wiederholungen immer ein-

stellte. — Wurde die Silberseite ins Ohr und die Zinkseite an dem innern Theil des obern Augenhöhlenrandes beim Ausgange der Stimmnerven geleitet, so drehte sich der Augapfel aufwärts, dafs die Hornhaut sich unter die obere Augenhohlenwand verbarg. Wurden nun schnell die Leiter auf die Ausgänge des zweiten und dritten Astes des fünften Paares angebracht, so begab sich der Augapfel eben so schnell in seine natürliche Richtung. Als man auf dem Wirbel die Haare im Umfange eines Thalers wegrasirt hatte, die Glatze mit concentrirtem Salzwasser wusch, einen mit der Zinkseite verbundenen Silberthaler darauf legte, und mit der Silberseite das Ohr berührte, erfolgten kleine, dem Fieberfrost ähnliche Erschütterungen; die Lippen und Wangen der Kranken wurden blafs, die natürliche Wärme gemildert und der Puls langsam. Geschahe die Berührung auf den Thaler mit einem kleinen Schlage, so erfolgte jedesmal schnell ein schüttelnder Frost, der anhaltend wurde, wenn man die Leiter in Zirkelbewegung auf dem Thaler herumführte. Bei einer plötzlichen Verstärkung der Säule auf 50 Lagen bekam die Kranke auf einmal ihr Gehör wieder.

Q 2

Diese merkwürdige Beobachtung kann
zum Beweise für die große Kraft des Galvanismus im Trismus und Tetanus dienen, zugleich aber auch die folgenden über die
plötzliche Hemmung der epileptischen Anfälle durch denselben. Hrn. Prof. Marcus genauen Beobachtungen zufolge, hebt
der Galvanismus die epileptischen Anfälle
schnell, wenn man die beiden befeuchteten Hände des Patienten mit den Polen
eines starkwirkenden Electromotors, z. B.
mit 160 Lagen in Berührung bringt. Bei
einer Patientin hatte der Krampf den linken Mundwinkel bis gegen das Ohr gezogen; sobald aber der Silberpol an die
entgegesetzte rechte Seite, und der Zinkpol auf der linken, wo der Mundwinkel
verzogen war, angesetzt ward, war der
Mund in seiner Lage *). Aufser den An-
fällen angewandt, machte die galvanische
Electricität die epileptischen Paroxysmen
seltener, wenn man damit den ganzen
Rückgrad berührte. Eben dies beobachteten Bischof **) und Geiger ***).
3) Amenorrhöe von allgemeiner Schwäche

*) s. Marcus Magazin der Therapie 1, Bd. 2.
St. S. 354.
**) a. a. O.
***) a. a. O. S. 56.

und Verstopfung der Gefäße des Unterlei-
bes ward sonst häufig mit glücklichem
Erfolge durch die Electricität gehoben.
Eben dies sahen von der galvanischen Electricität Dr. von Ramm *), Prof. Marcus bei einer mit dem Ischias behafteten
Patientin und Dr. Helwag bei einer
Person, der er die Fuße auf Eisenblech
stellen ließ und dieses mit den Polen des
Electromotors in Verbindung setzte. Mir
sagten mehrere Personen, die sich an den
Tagen ihrer Mensium der galvanischen
Electricität aussetzten, daß sich der Fluß
derselben verstarke. Eben dies erfuhr Hr.
von Ramm von dem Goldaderfluß eines
Haemorrhoidarii. Daher könnte man in
der mit Amenorrhöe verbundenen Chloro-
sis von dem Galvanisiren Nutzen erwarten, wie sich auch in einem vom Hofrath
Marcus **) erzählten Falle gezeigt hat.
Außer diesen allgemeinen Krankheiten
hat sich Hrn. Marcus *) der Galvanismus
auch in einem nervösen Kopfschmerz von
directer Schwäche nach einem anhaltenden
Fieber, und einigen Aerzten in Stockholm

---

*) Jenaer allg. Litt. Zeitg. Intell.-Bl. no. 93. v.
19. Jun. 1802.
**) a. a. O. S. 334.
***) a. a. O. S. 332.

(mir mitgetheilten Privatnachrichten zufolge) beim fothergillschen Gesichtsschmerz und der Hemicranie heilsam bewiesen. Vorgeschlagen hat man seinen Gebrauch in hartnäckigen asthenischen, vorzüglich intermittirenden Fiebern, selbst beim Typhus und zur Belebung der Cretins *). Doch müssen nothwendig in dieser, so wie allen übrigen Krankheiten anderweitige wirksame Mittel zugleich angewandt werden, um die Organe auf derjenigen Stufe der Sensibilität zu erhalten, auf welche sie der vorübergehende Effect der galvanischen Electricität erhöht, da der Ruckschritt zur blofsen Productivität sehr leicht ist.

B. Oertliche Krankheiten.

Unter diesen gehören vorzüglich die Lähmungen hieher, d. h. solche Krankheiten, in welchen die Sensibilität einzelner Organe zur blofsen Productivität zurückgetreten ist, und die sowohl in edlern Organen als in mehr muskulösen Theilen durch direct und indirect schwächende Ursachen hervorgebracht werden kann. Hiernach mufs sich dann auch die stärkere oder schwächere

---

*) Salzb. med. chirurg. Zeitg. no. 56. 16. Jul. 1802.

Anwendung der galvanischen Electricität rich-
ten. Im Allgemeinen wird es jedoch am ge-
rathensten seyn, auch hier mit der gelinden
Anwendung den Anfang zu machen.

1) Bei der Hemiplegie und Lähmung
einzelner Extremitäten habe ich
selbst unter mehreren andern, wo das Galvanisiren nichts ausrichtete, zwei Falle gesehen, in denen es gute Dienste leistete,
wiewohl die Besserung in beiden auf einem gewissen Puncte stehen blieb, und
nicht weiter zu gedeihen schien. Eine
übrigens nervenschwache Frau von einigen
60 Jahren, welche auf Arm und Fuſs, ja
selbst am Auge und den Gesichtsmuskeln
der linken Seite durch Schlagfluſs gelähmt
ward, bekam (ohngeachtet vor Anwendung
derselben viele schwächende Mittel zum
groſsen Nachtheil der Kräfte unzweckmä-
ſsig gebraucht waren) durch die galvanische Electricität ihr Gesicht am linken
Auge, die gleichmäſsige Wirkung ihrer
Gesichtsmuskeln und den Gebrauch ihres
Arms nach 13maliger Application in steigender Stärke des Electromotors bis auf
60 Plattenpaare wieder. Da sie aber einen unüberwindlichen Widerwillen gegen
das Galvanisiren faſste, muſste ich es auf-
geben und wandte die Wirkung einer

Electrisirmaschine an, womit ich aber nichts
weiter ausrichtete. — Der andere Fall be-
traf einen Knaben von 10 Jahren, der ein.
intermittirend - Fieber lange Zeit gehabt,
hierauf Catalepsis bekommen, deren letz-
ter Anfall seit einem Jahre Lähmung im
Arme und Fuſs hervorbrachte, wobei zugleich auch der Verstand etwas gelitten
hatte. Der Fuſs hatte sich jedoch bereits
sehr gebessert, so dafs der Patient darauf
umhersprang. Den Arm aber konnte er
kaum bewegen und mit den Fingern nicht
fassen. Ich fuhrte die galvanische Electricität von einer excoriirten Stelle am nervus
axillaris bis zu den Fingerspitzen, und hatte das Vergnügen, durch 3 wöchentliche
tägliche Anwendung in steigender Heftigkeit zu bewirken, dafs die Hand allmah-
lig beweglicher wurde und der Patient
vollkommen damit fassen konnte. Er konnte die zuvor gekrümmten Finger ausstre-
cken und den Arm nach Gutdünken bewegen. Aufserdem ward er ungleich mun-
terer und aufgeweckter. — Allein ich
kann und mufs auch zugleich versichern,
dafs ich durch die Electricität einer Electrisirmaschine, vorzüglich durch oftwie-
derholte gelinde Commotionen mit der
kleistischen Flasche, schon ehedem halb-

seitige Lähmungen, vorzüglich des Armes, gehoben habe, so dafs ich in dieser Rücksicht der galvanischen Electricität keinen Vorzug eingestehen kann. — Die Herrn Lichtenstein und Bischof behandelten zwei Lähmungen mit der galvanischen Electricität. Eine im December 1800 nach dem Wochenbette an Zunge, Arm und Bein gelähmte Frau ward durch 45tägiges Galvanisiren so weit hergestellt, dafs sie ihre Zunge, den Arm und den Fufs bewegen konnte. Ihre Sprache erhielt sie aber nicht vollkommen wieder. Bei einem andern, wo die Hemiplegie von zurückgetretener Krätze entstanden war, kam diese nach dem Galvanisiren wieder hervor und die Lähmung ward gehoben *). Halle brachte durch eine Säule von 40 Lagen in den gelähmten Gesichtsmuskeln Zuckungen und erhöhte Thätigeit hervor, wo zuvor electrische Funken keine Sensation oder Contraction bewirkt hatten **). Dr. Grapengiefser giebt den Erfolg von drei Versuchen bei Gelähmten an. Im ersten wurde die Kraft des Fufses durch ei-

---

*) Bischof de usu Galvanismi.
**) Bulletin des sciences de la societé philosoph. no. 52. an 9. p. 31.

ne Batterie von 100 Lagen etwas vermehrt
aber vollkommene Herstellung konnte nicht,
bewirkt werden. Auch können vielleicht,
die heftigen zugleich gebrauchten Mittel *)
die Wirkung derselben befördert oder modificirt haben. Im zweiten Falle konnte
die Kranke nach Anwendung der galvanischen Electricität den gelähmten und stei-
fen Arm in kurzer Zeit auf den Kopf
bringen, und die Hand etwas öffnen, im
dritten Fall (beim Schneider Sch. berg) war
die heftige Einwirkung eines Electromotors von 50 Lagen bei directer Asthenie
offenbar unzweckmäfsig und mufste nachtheilig ausfallen. — Hr. Dr. Flies beobachtete in zwei Fallen von Lähmung
merkliche Besserung nach Anwendung des
Electromotors **). Auch hat sich der von
ihm angefuhrte Hr. Oberforstmeister von
Borgsdorf nachher einige Zeit so wohl befunden, dafs er eine Reise machte, wobei
er Arm nnd Fufs gut bewegen konnte.
Hrn. Helwag gelang es, eine von äufserer Gewalt entstandene Steifigkeit eines

---

*) Hr. Grapengiefser verschrieb z. B. Rec. Mer-
cur subl. corrosiv. gran jij. Extract Opii gran vj. Iu-
lep e Camphor Unc j. Solv in Aq. font destillat Unc
v. add Syrup emulsiv Unc j. M. D. S. Morgens und
Abends ein Efsloffel voll.
**) s. Grapengiefsers Versuche S. 243 flg.

Handgelenks zu heben. Prof. Schaub
heilte einen gelähmten abgemagerten
Arm *). Hofr. Marcus **) sah guten Erfolg bei der Hemiplegie eines 52jahrigen
Mannes, der nach 14tägiger Application
des Electrometers die völlige Beweglichkeit seines Arms wiedererhielt und eine
Fußreise machen könnte, ferner bei der
Lähmung des Arms von Erkältung, welche
den flüchtigen Einreibungen und warmen
Verhalten nicht weichen wollte, und nach
6tägiger, anfangs starker Anwendung der
galvanischen Electricität völlig hergestellt
wärd, und endlich bei einer bereits 5 Mo-
nate dauernden Paralysis, wo der Arm fast
gar keine Bewegung hatte, die Finger ge-
fühllos und kalt waren. In 11 Tagen bewegte die Patientin den Arm mit außeror-
dentlicher Leichtigkeit. Es stellte sich
Nachts dasselbe Gefühl, als ob electrische
Schläge durch die Glieder giengen, (ein
nicht seltenes Phänomen) und seit dieser
Zeit auffallende Besserung ein. Man hatte einen Electromotor von 150 Schichten
angewandt. Hr. von Ramm galvanisirte
einen Mann mit Lähmung auf der linken

---

*) Archiv für die Pharmacie von Schaub und
Repenbring 1 Bd. 2 St. 201.
**) a. a. O. S. 325 flg.

Seite und Harthörigkeit. Er fühlte den
galvanischen Strom durch das Ohr, das
Auge und die ganze Seite. - Nach 3 Wochen hörte der Patient sehr gut, sahe in
der Ferne alles deutlich, in der Nähe aber
schwach, seine Sprache war besser und
die Extremitaten hatten an Stärke gewonnen *). Dr. Martens hob eine Lähmung
des obern Augenlieds durch 3tägiges Galvanisiren mit 12 Lagen **). Zwei
Patienten mit Unbeweglichkeit der Extremitäten erhielten einige Beweglichkeit derselben nach Anwendung von 20-40 Lagen
wieder ***). Prof, Weber stellte an einem gelähmten Arme die Bewegung der
Finger und bei Kälte und Lähmung des
Gesichts die natürliche Wärme desselben wieder her ****). Der P. Bene-
dictiner Mart. Frischeisen, Prof. der Physik
zu Salzburg, soll mehrere glückliche Kü-
ren an Lahmen verrichtet haben †). Dr.
Geiger bewirkte in einigen mit der Hemiplegie Behafteten Zunahme der Wärme,

---

*) Allg. Litt. Zeit. Int. Bl. no. 93. 19. Jun. 1802.
**) Parad 2ter Bd 2 St. S. 150.
***) Ebend. S 152 flg.
****) Der Galvanismus, eine Zeitschr, 3 Hft. 150.
†) Allg. Litt. Zeit. Int. Bl. no. 65. 1. Mai 1802.

der Beweglichkeit und des Pulsschlags *).
Dr. Treviranus galvanisirte einem Menschen, der die schweren Buchstaben nicht
aussprechen konnte, die unbiegsame schwache Zunge, so dafs er einen Conductor
über und den andern unter derselben ansetzte, mit so gutem Erfolg, dafs er meistens die ihm sonst so schweren Wörter
ohne allen Anstofs aussprechen konnte **).
Was die Applicationsmethode bei der Lähmung der Glieder betrifft, so ist dieselbe ganz
einfach. Man befeuchtet zwei Stellen des ge-
lahmten Gliedes über dem Laufe eines Nerven
und bringt die beiden Conductoren daran. Ich
glaube hiebei die besten Effecte gesehen
zu haben; wenn ich den Conductor des
Zinkpols (nach der oben angegebenen Construction des Electromotors) an das Hirnende des Nerven, den vom Silberpol aber
an sein Organende, brachte. Die Zuckungen, die in den Extremitäten hiebei entstanden, waren in die Höhe fahrend und
zugleich erzeugte sich, dem Lauf des Nerven entlang zwischen den beiden Conductoren ein auffallendes und ziemlich star-

---

*) a. a. O.
**) s. Horns Archiv für medicinische Erfahrung
3r Bd. 1s Heft.

kes Gefühl von Wärme, welches besonders
bei dem erwähnten Knaben von gutem
Erfolg war. Ist völliger Torpor im gelähmten Gliede, so muss man, um die
wirksame Influenz der galvanischen Electricität zu befördern, auf einigen Stellen
durch Auflegen eines Blasenpflasters exco-
riiren, welches die Wirkung ungleich empfindlicher und eindringender macht. Der
stärkere Ausfluss von Lymphe auf diesen
Stellen und eine dadurch bewirkte Derivation, auf die Hr. Dr. Grapengiefser
einen so grofsen Werth setzt, kann aber
unmöglich etwas zur bessern Wirksamkeit des Mittels beitragen, da 1) diese sowohl als die folgenden örtlichen Krankheiten selten mit einer Krankheitsmaterie
(gleichviel, als Ursach oder Effect der
Krankheit) complicirt sind, 2) es lächerlich
wäre zu glauben, dafs gerade diese-Krank-
heitsmaterie durch jene häufigere Excretion
der Lymphe ausgeleert werden würde.
3) Die Ausleerung der Lymphe an sich
direct schwächend also gerade das Gegentheil des Beabsichtigten wirkt, und 4) die
Idee von Derivation überhaupt eine the-
rapeutische Chimäre ist, (m. s. die treffliche Abhandlung hierüber in Cappels
medic. Untersuchungen 1. Bd.) Ein jeder

rationelle Arzt wird diese Gründe ohne
weitlauftigen Beweis für gültig anerkennen und daher diese Excretion der Lymphe bei der Application der galvanischen
Electricität nicht geflissentlich befordern.
Will man ein gelähmtes Glied in ununterbrochener Verbindung mit dem Electromotor erhalten, so bediene man sich des
oben beim Scheintode angegebenen Ver-
fahrens mit den aufgelegten Metallscheiben, die auf irgend eine Art mit den Po-
lardräthen des Electromotors verbunden
werden. Ein jeder Arzt wird die beste
Art solche Verbindungen und Applications-
methoden auf der Stelle einsehen und er-
finden. Daher zeigt es einen höchst ab-
surden Kleinigkeitsgeist auf die Erfindung
einzelner Verbindungsarten, denen sogar
das beste Attribut der Einfachheit ganz
fehlt, einen hohen Werth zu setzen und
sich damit als mit einer für die Wissenschaft und Kunst höchst wichtigen Neuig-
keit zu brüsten. — Dafs übrigens diejenigen Lähmungen, in denen man von der
Anwendung des Galvanismus etwas hoffen
kann, nur solche seyn können, welche
nicht von mechanischen Ursachen, z- B.
einem fortdauernden Druck aufs Gehirn
auf die Nerven u. s. w. herruhreu, ver-
steht sich von selbst.

2) Schwäche des Gesichts und schwar-
zer Staar. Bei der Schwäche des Gesichts und Kurzsichkeit leistet die galvanische Electricität oft aufserordentlich
gute Wirkungen, selbst wenn man sie
nicht unmittelbar ans Auge (sondern z.
B. aufs Gehörorgan) applicirt hatte, wie
die von Dr. van Rees *) und Dr. Treviranus **) mitgetheilten Fälle beweisen
und ich oftmals erfahren habe. Sie erhöht die Sensibilität des Sehenerven; die
Reizempfänglichkeit gegen das Licht und
den Zuflufs des Bluts nach dem Auge, daher kann sie auch bei demjenigen schwarzen Staar, der nicht mit starken Conge-
stionen nach dem Kopf und sehr erhöhter
Sensibilität der Retina verbunden ist, nütz-
lich seyn, wie die Beobachtungen der Hrn.
Lichtenstein und Richter ***), Bischof †), Grapengiefser, Fliefs,
Martens, (Parad. 2. Bd. 2. H. S. 155.)
Geiger und Weber ††) beweisen. Gänz-

*) s. Schaub's und Piepenbrings Archiv. für
die Pharmacie S. 200.
**) s. Horns Archiv fur med. Erfahrung, 3. Bd.
1. St. S. 113.
***) Loders Journal der Chirurgie, 3. Bd. 3. St.
†) De usu Galvanismi und in Hufelands Journ.
oer pract. Heilk. XIII Bd. 2. St.
††) Der Galvanismus, 2. Heft S. 323.

liche dauernde Heilung einer completten
Amaurosis ist wohl aber bis jetzt schwerlich je durch die galvanische Electricität
bewirkt, und diejenige Kranke, von der
ich selbst (in meiner Abh. vom Galvanis.
S. 59-60) sprach, hatte zwar bei achtwö-
chentlichem Gebrauch des Electromotors
starke Lichtblitze im gelähmten Auge und
bekam einen schwachen Schein des Tages-
lichts. Hiebei aber blieb es und sie kann
durchaus nichts weiter erkennen. Die
schwächste Anwendungsart hiebei ist
der (oben angegebene) sulzersche Versuch. Will man sie verstärken, so excor-
riirt man eine Stelle über den Augenbrau-
nen in der Gegend des Frontalnerven
durch ein Blasenpflaster und applicirt zwei
Metalle auf dieselbe, die beim Zusammenschlagen Lichtblitze verursachen, oder man
setzt auf die excoriirte Stelle eine Zinkplatte und in die Nase einen gekrümmten Kupferstab, dessen Ende man abwechselnd mit dem Zink in Berührung bringt.
Am stärksten wirkt der Electromotor, dessen einen Pol man in der Nase oder dem
Munde und den andern über dem Augen-
braunen auf einer sehr befeuchteten Stelle
oder einen darauf gelegten feuchten
Schwamm oder an die Oberfläche der

R

Cornea hält. — Durch die Application
der Leiter eines wirksamen Electromotors
ist es mir mehrere Male gelungen, chro-
nische Augenentzündungen zu heilen, von
denen eine mehreren zuvor angewandten
reizenden Mitteln nicht gewichen war. —
Prof. Grimm in Breslau hob durch Einwirkung eines Electromotors von 100 Lagen eine hartnäckige Augenentzündung *),
und eine Epiphora eines 59jahrigen Mannes
verlohr sich darnach **).

3) Verlust des Geruchs- und Ge-
schmacksinns. Einem Manne, der
durch Erkältung und langwierigen Stock-
schnupfen beide verlohren hatte, ließ ich
die Conductoren eines Electromotors von
50 Lagen in den Mund und die Nase nehmen, und electrisirte ihn auf diese Art
4 Wochen lang täglich $\frac{1}{4}$ Stunde. Der
Geschmack stellte sich wieder ein, der
Geruch aber nicht. Natürlich muß in
Fällen dieser Art der Verlust des Sinnes
nicht von mechanischen Ursachen, z. B.
einem Polypen u. dgl. entstanden seyn,
sondern einzig auf verminderte Sensibilität der Geruchs- und Geschmacksorgane

---

*) s. Zadigs medic. Archiv für Schlesien 3r Bd.
1 St.
**) Schaub a. a. O.

beruhen. Verursachen die Conductoren
Brennen in der Nase, so müssen sie mit
etwas Charpie oder Schwamm umgeben
eingebracht werden.

4) Schwerhörigkeit und Taubheit,
gegen welche die galvanische Electricität
am häufigsten und wirklich noch mit
glücklicherm Erfolge angewandt ist, als
bei den vorigen örtlichen Krankheiten.
Ich übergehe die weitläuftige Aufzählung
der weniger interessanten Fälle dieser Art
und beschränke mich auf die merkwürdig-
sten und bewährtesten. — Hr. v. Arnim heilte sich selbst von einer nach heftiger Ohrenentzündung zurückgebliebenen
Taubheit durch anhaltendes Galvanisiren *).
Prof. Grimm fand nach 14maliger Anwendung eines Electromotors von 25 Lagen bei einem tauben Frauenzimmer, dafs
das Gehör sich auffallend besserte. **).
Hrn. Dr. Reufs in Stuttgard gelang es,
zwei taubstummen 14jährigen Mädchen
in wenig Wochen das Gehör herzustellen,
so dafs sie gute Fortschritte im Unterricht
machten. Ein 4jähriger taubstummgebohr-
ner Knabe gab nach einigen Versuchen

---

*) Gilberts Ann. d' Phys. 8. Bd. 3. St. S. 257.
**) Zadigs Archiv 3. Bd. 1. St.

schon deutliche Zeichen erhaltener Gehör
fähigkeit für stärkern Schall in der Nähe.
Bei zwei taubstummgebohrenen jungen
Männern bewirkte die galvanische Electricität erst in der 10ten Woche einige Ge-
horfähigkeit. Dagegen erhielt ein Taubstummgebohrener nach etwa 20 Versuchen
das Gehör schon so weit wieder, dafs er
die Töne eines Klaviers hörte. Von Schwerhörigen stellte Dr. Reufs einige her *).
Hr. Sprenger in Jever heilte nach seinen zum Theil gerichtlich attestirten **)
Nachrichten und denen des Hrn. Prof.
Wolke ***) 20 Taubstumme mit auffallen-
dem Glück. Ein 15jähriger Jüngling, der
nie g100000niesetniesniess und keinen Geruch gehabt
hatte, übrigens immer gesund gewesen,
ward an einem Tage zu zwei wiederhohlten Malen galvanisirt, und hörte am folgenden Tage nach dem Galvanisiren schon
dumpfe Tone, das Schlagen auf eine grofse
Schachtel oder auf einen Tisch und das
Stofsen in einen Mörser. Am Abend nach

*) Reichsanzeiger no. 73. S. 956. Salzb. medicin,
chirurg. Zeitg. Beil. zu no. 19. 1. Bd. 1802.
**) Reichsanz. no. 107. 23. April 1802.
***) Reichsanz. 1802. no. 73. S. 380 und Wol-
ke's Nachricht von den zu Jever durch die galvani-
voltaische Gehorgebekunst begluckten Taubstummen
u. s. w. Oldenb. 1802. 8.

der fünften Galvanisation hörte er schon
das Ticken einer Taschenuhr. Er, niesete
nun zum ersten Male und sein Geruch
war wieder hergestellt. In 14 Tagen ward
sein Gehör so vollkommen hergestellt, dafs er
sprechen lernte. — Ein anderer 27jähri-
ger Taubstummgebohrener ward in 2 Wochen durch die Wirkung des Galvanisirens
fahig, die leisesten Töne und gewöhnliches
Sprechen zu hören, welche Schärfe des
Gehörs nach 4 Wochen noch eben so war.
Von Harthörigen gelang es Hrn. Sp. nur
3 wiederherzustellen. — Dr. Koch zu
Glückstadt versichert einen Harthörigen
mit vollständig glücklichem Erfolg behan-
delt zu haben *). Graf Sternberg heilte eine Taubstumme, die schon zweisylbi-
ge Worte vernehmlich spricht **). Mir
gelang es unter vielen Personen zwei, die
an Schwerhörigkeit litten, so wieder herzustellen, dafs sich ihr gutes Gehör vollkommen erhielt. Uebergehende Besserung zeigt sich bei den meisten. Aber
dies ist auch der Fall nach der Einwirkung eines jeden starken Reizes z. B. schar-
fer Mittel auf den Gehörgang. Leider

*) Altonaer Mercur 24. Novbr. 1801.
** Der Galvanismus, eine Zeitschr. 3. H. S. 172.

scheinen aber viele Aerzte auf diese vorübergehende Gehörverbesserung zu früh
und gewifs die Hoffnung auf gänzliche
Herstellung gebaut zu haben. — Hr. Prof.
Schaub heilte mehrere Schwerhörige und
zwei Taubstumme. Bei dem einen der
Schwerhörigen wirkte der Galvanismus in
den ersten 3 Wochen fast nichts, nachher
ward das Gehör in 14 Tagen vollkommen
hergestellt; bei einem Mädchen, wo sich
die Scharlachfiebermaterie auf den Gehörgang geworfen, und daselbst wahrscheinlich
Zerstörungen hervorgebracht hatte, war
die 12wöchentliche Anwendung vergeblich *). Mit einigem guten Erfolg operir-
ten auch Dr. Quenzel **) in Stockholm
und Dr. Kober ***) zu Roda im Alten-
burgischen. Wegen der Versuche der
Herren Bischof ****), Grapengiefser †), Helwag ††), Jacobi †††),

---

*) s. Nachricht des Dr. Hunold in Cassel von
den Versuchen des Hrn. Prof. Schaub im Reichsanz.
no. 50. 20. Febr. 1802, und Schaubs und Pieben-
brings Archiv der Pharmacie 1. Bd. 2. Hft. S. 190-
202.
**) Hufelands Journ. d. pract. Heilk. XIII. 4.
***) Reichsanzeiger no. 90. vom 1. April 1802.
****) De usu Galvanismi in arte medica pag. 70.
†) a. a. O.
††) Dess. Erfahr. über d. Heilk. d. Galvanismus.
†††) Ebendaselbst.

Ramm *), Martens **), Tittmann ***),
Marcus ****) u. a. verweise ich, da sie
weniger merkwürdige Resultate gewähren,
auf die von ihnen mitgetheilten Nachrichten. — Nur da, wo Mangel an Sensibilität die Ursach der Taubheit ist, kann der
Galvanismus Nutzen schaffen, keinesweges
da, wo sie durch organische Zerstörungen
des Gehörorgans und mechanische Hindernisse z. B. Polypen verursacht wird. Gewöhnlich ist jener Sensibilitätsmangel mit
gänzlicher Unthätigkeit derjenigen Drüsen
verbunden, welche sowohl im Innern des
Gehörorgans die lubricirende Feuchtigkeit
absondern, als im äufsern Gehörgange das
Ohrenschmalz. Hier mufs ein Conductor
des Electromotors auf die unten zu be-
schreibende Art in den Gehörgang gebracht
und auf irgend einer andern Stelle des
Körpers die Kettenverbindung geschlossen
werden. Dieses verursacht gewöhnlich eine stärkere Absonderung eines weichern
und gefärbtern Ohrenschmalzes, welche
aber oft aufhört, sobald man mit dem Gal-

---

*) Jen. Allg. Litt. Zeitg. no. 93. 19. Jun. 1802.
**) Paradoxien 2. Bd. 2. Heft S. 154 flg.
***) Reichsanz. no. 90. 1. April 1802.
****) Magazin f. specielle Therapie 1. Bd. 2. St.
S. 347.

vanisiren nachläfst; daher man so lange
damit fortfahren mufs, bis die Secretion
des Ohrenschmalzes völlig im Gange ist,
zu welchem Behuf man auch andere rei-
zende Salben u. dgl. in den Gehörgang
bringen kann. Ist diese Unthätigkeit der
Gehörnerven von der Art, dafs sie schon
durch eine Vermehrung der gewohnten
Reize einigermafsen verbessert wird, der
Patient z. B. nach dem Essen und Trinken,
bei heller Witterung, heiterm Geiste und
bei starkem Geräusch besser hört, so kann
man von der Application des verstärkten
Galvanismus eher Hülfe erwarten, als bei
entgegengesetzten Umständen. Das ver-
schiedenartige Sausen im Ohre, welches
oft ohne Taubheit, mehrentheils aber mit
derselben verbunden ist, ja sogar manchmal die Taubheit zu verursachen scheint,
kann eben so wie Kopfschmerzen
und mehrere Zufälle der dem Sensorio nahe gelegenen Nerven von verschiedenen
oft einander entgegengesetzten Ursachen z.
B. von Verstopfungen im Unterleibe und
damit verbundener erhöheter Sensibilität
der Nerven, von Vollblutigkeit und Con-
gestionen des Bluts nach dem Kopf und
mehreren innern Ursachen herrühren, aber
eben sowohl auch ein blos örtlicher Zu-

fall seyn, der eine rheumatische Affection
oder irgend eine andere abnorme Stimmung der Vitalität der Gehörnerven zum
Grunde haben kann. Die Ursachen der
erstern Art müssen durch zweckmäfsige
innerliche Mittel gehoben werden, und
nur bei der zweiten Art pafst die Anwendung der galvanischen Electricität. — Hr.
Prof. Schaub fand hier vorzüglich das
Galvanisiren des äufsern Ohres wirksam.
Oft hängt aber auch das Sausen im Ohre
von einer Verstopfung der eustachischen
Röhre ab, wodurch das Gleichgewicht der
Luftschicht in derselben und der im äufsern Gehörgange befindlichen gehoben
wird. Hier mufs nothwendig die Verstopfung gehoben werden. Bei nervenschwachen Personen kann die dem Ohrensausen,
zum Grunde liegende Asthenie durch die
galvanische Electricität örtlich und temporell gehoben werden, wie der vom Hrn.
Dr. Merzdorf beobachtete Fall *) beweist. Hrn. Grapengiefser scheint das
Sausen, wenn es während der Anwendung
des Galvanismus bei Taubheit ohne Sausen
entsteht und mit derselben wieder aufhört,
baldige Heilung zu versprechen, weniger

---

*) s. Grapengiefsers Versuche S. 131. Anm.

hingegen, wenn es noch einige Zeit nach
der Anwendung fortdauert. Meinen Versuchen zufolge kann ich indessen diese
Prognosen nicht auf alle Fälle passend
und stringent anerkennen, eben so wenig
als die, dafs bei der mit Sausen verbundenen Taubheit die Anwendung des Galvanismus den meisten Nutzen - verspreche,
wenn das Ohrensausen während derselben
verschwinde, weniger hingegen, wenn sie
den Ton des Sausens anders modificire.
Richtig ist es, dafs sowohl bei der Taubheit mit Ohrensausen als ohne dasselbe
die galvanische Electricität contraindicirt
ist, wenn bei jeder auch noch so schwachen Anwendung derselben das Ohrensausen sehr heftig wird, und die Taubheit
zuzunehmen scheint.

Die verschiedenen Methoden, die Conductoren des Electromotors in den äufsern Gehörgang zu appliciren, dienen sämmtlich blos
zu ihrer Befestigung, um sich ihre Anwendung
bequemer zu machen als sie es aus freier
Hand seyn kann. Ich selbst empfahl eine
Kopfbandage aus einer über den Kopf ge-
zogenen Mütze, an der ein Fischbeinreu
sich befindet, der um den Hinterkopf geht
und an seinen beiden Enden Gestelle hat,
wodurch die Conductoren des Electromo-

tors in dem Gehörgange gehalten werden.
Die Hrn. Grapengiefser, Tittmann *),
und Martens **) haben mehrere dergleichen Verrichtungen vorgeschlagen. Bischof
bediente sich einer nach der Krümmung des
äufsern Ohres gebogenen Glasröhre, in welche ein dünner Leitungsdrath gezogen
ist, der auf einer Seite mit dem Electromotor in Verbindung steht und auf der
andern ins Ohr gebracht wird. Helwag
legt einen Schwamm ins Ohr, der durch
eine elastische Zange von lackirtem Eisendrath im äufsern Ohr befestigt und gleichsam angeklemmt ist, an die man dann
leicht den Drath der Electromotors hängt.
Da es aber wie oben (S. 232.) erwiesen,
durchaus von keiner guten Wirkung ist,
wenn die Verbindung mit dem Electromotor und der zu electrisirenden Person
fortdauernd geschlossen bleibt, so ist die
Application der Conductoren aus freier
Hand auf den Gehörgang der durch diese
Instrumente veranstalteten ungleich vorzuziehen. Die Methode der Herren Sprenger und Schaub sind von der Art, dafs
dabei die Verbindung des Patienten mit

---

*) Reichsanz. no. 90. 1. April 1802 S. 1116.
**) Paradoxien 2. Bd. 2. Heft S. 187.

dem Electromotor theils am Gehörgange
theils auf dem andern Schliefsungspunct
abwechselnd geschlossen und aufgehoben
wird. Der vorzügliche Erfolg ihrer Bemühungen spricht für die gute Wirkung
jener Methoden. Hr. Sprenger leitet einen zinkenen Drath von der Zinkauslade-
platte der Säule (den er den Mittheiler
nennt) ans Ohr des Kranken, den andern
dickern und silbernen Drath aber von der
Kupferausladeplatte (den Erreger) legt er
auf Glas und läfst ihn vom Patienten mittelst eines in der feuchten Hand gehaltenen metallenen Cylinders wiederholt berühren. Nachher erfand er eine Maschine
wodurch der letztere Drath (der Erreger)
abwechselnd in die Hohe gehoben wird
und wieder auf den Cylinder in der Hand
des Patienten herabfällt *). Mit dem
Mittheiler, den er in der Hand hält, berührt er den Tragus des Ohres 2 Minuten, die Concha 10 Secunden, den äufsern
Gehörgang 40 Secunden, die Gegend des
ossis petrosi 30 Secunden, und den Pro-

---

*) s. Anwendungsart der galvani-voltaischen Me-
tallelectricitat zur Abhelfung der Taubheit und Hart-
horigkeit von Sprenger; einzeln abgedruckt aus
den Annalen der Physik Bd. IX. St. 5. mit 2 Kupf.
Halle bei Renger 1802.

cessus mastoideus 40 Secunden. Da er auf
jede Secunde eine Berührung des Erregers
rechnet, so wird die Kettenverbindung
beim Tragus 120mal, bei der Concha 10
mal, beim äufsern Gehörgang 40mal, bei
der Gegend des Felsenbeins 30mal und am
Warzenfortsatz 40mal geschlossen. Hr. Prof.
Schaub läfst den Patienten den mit der
obersten Kupferplatte in Verbindung stehenden Drath in einer Schale mit Salzwasser in der Hand halten. Dann führt
er eine Knopfsonde (den Communicator)
an das Ohr und eine andere mit dieser
in Verbindung stehende (den Receptor)
an den hervorstehenden Bügel oder Za-
pfen der Zinkplatte in Zirkelwindungen
umher, damit nicht Schläge, sondern der
wenigunterbrochene positive galvanische
Strom ins Ohr der Person geleitet wird,
welche durch die Hand der dem Ohre
entgegengesetzten Seite mit dem Electromotor in Verbindung steht. Nachdem er
den Communicator zwei Minuten im Gehörgang gelassen, fuhrt er ihn auf dem
äufsern Ohr umher, welches er besonders
gegen das Sausen im Ohre äufserst nütz-
lich fand. — Die Leitung der galvanischen Electricität durch beide Ohren vermittelst der erwähnten Kopfbandage ist

ohnehin nur bei gänzlich tauben **Personen**
anzubringen; denn Schwerhörige besitzen
gewöhnlich auf einem Ohre noch mehr
Empfindlichkeit und Gehör als auf dem
andern, daher kann gleiche Behandlung
beider unmöglich zweckmäfsig und nütz-
lich seyn. Das Umwickeln der Knöpfchen
des in den Gehörgang gebrachten Conductors mit leinenem Zeuge oder Fäden
mindert die Einwirkung der galvanischen
Electricität auf den Ort, wo der Conductor
angelegt ist. Doch ist es nur bei sehr
stark wirkenden Electromotoren oder bei
lange dauernder Anwendung der galvanischen Electricität nothwendig *) und beides werden vorsichtige Aerzte vermeiden.

Die bisher beschriebene Applicationsar-
ten in den äufsern Gehörgang müssen vor-

---

*) Hrn. Grapengiefser ist dies zwar, wie er
sagt, unbegreiflich. Begreiflicher, wenigstens glaubli-
cher wird es ihm werden, wenn er sich aus den Be-
schreibungen der Versuche anderer Aerzte überzeugen wird, dafs sie den Conductor unumwickelt in
den Gehorgang brachten. (S. z. B. Schaub Aichiv
der Pharmacie 1 Bd. 2 St; S. 212 und Sprengers
Versuche). Dafs es bei einer so heftigen Anwendung der galvanischen Electricitat als Hr. Gr. sich
erlaubt, unmoglich sey, die Conductoren unumwickelt
im Gehörgange zu halten, ist mir freilich sehr wohl
begreiflich, aber eben sowohl auch, dafs solche Un-
vorsichtigkeiten oft den volligen Verlust des Gehors
ja sogar der Sprache nach sich ziehen können, wie
dies z. B. bei dem von Hrn. Gr. galvanisirten Kaufmann Hr. Ramin der Fall war.

züglich bei der Erschlaffung des Trommel-
fells und Unempfindlichkeit seiner Nerven
benutzt werden. Bei derjenigen Art der
Taubheit hingegen, deren Ursachen im La-
byrinthe zu suchen sind, und die sich vorzüglich durch die Trockenheit der Schleim-
haut der Nase zu erkennen giebt, ist die
Application der galvanischen Electricitat an
den processus mastoideus anzurathen. Man
kann zu diesem Behuf entweder einzelne
heterogene Metallplatten auf zwei excoriirte
Stellen hinter den Ohren legen und sie durch
einen elastischen gekrümmten Metallstab verbinden und aufdrücken, oder den Conductor
des Electromotors an einen processus mastoideus appliciren und mit der Hand die Verbindung schliefsen lassen. Prof. Weber empfiehlt die Spitze eines Draths durch die
Epidermis auf den processus mastoideus zu
stecken, den Drath mit dem einen Pole des
Electromotors und die Hand des Patienten
mit dem andern zu verbinden. Bei der Application einer Zink- und Silberplatte auf
die beiden processus mastoideos erfolgt ein
beständiges Summen vor den Ohren und
Ausfliefsen eines scharfen Seri aus den wun-
denStellen, vorzüglich aus derjenigen, welche
die Zinkplatte berührt, die sich stark verkalkt und wegen ihrer heftigen Wirkung mit

der Silberplatte öfters gewechselt werden muſs. Aus eben den Gründen aber, welche ich bereits gegen die Leitung der galvanischen Electricität durch beide Ohren zugleich angefuhrt habe, ist diese Methode verwerflich; auch habe ich nie von derselben einigen guten Effect wahrgenommen, ohngeachtet ich die Metallplatten in mehreren Fallen wo sie hätten indicirt seyn können, sorgfältig und lange anwenden lieſs.

Die dritte und eindringendste Application der galvanischen Electricität auf das Gehörorgan geschieht durch das Einbringen eines gebogenen elastischen, mit einem Knöpfchen versehenen Drathes in die tuba Eustachii, den man mit einem Pole des Electromotors in Verbindung bringt, während der Patient mit feuchter Hand die andere Kette faſst. Da wo wirkliche Stockungen und Torpor in der Tuba Eustachii vorhanden sind, könnte diese Methode allerdings sehr wirksam seyn, allein das Einbringen jenes Draths können die mehresten Menschen nicht gut ertragen, daher man sich begnügen muſs, einen Conductor an die Oeffnung einer tuba Eustachii, d. h. an den hintersten und obersten Theil des Gaumens seitwärts zu bringen, und den Patienten die Verbindung mit dem Electromotor schlieſsen zu lassen. Wo in-

indessen irgend eine katarrhalische Entzün-
dung vorhanden wäre, welche die Verstopfung
der eustachischen Röhre verursachte oder un-
terhielte, da möchte diese Methode wohl
nicht anwendbar seyn.

Zur genauen Bestimmung, ob schwerhörige Patienten während der Anwendung der
galvanischen Electricität am Gehör zugenommen haben und wie viel, dient der von Hrn.
Prof. W o l k e *) angegebene Gehörmesser, der
eigentlich in einem auf ein Brett schlagen-
den Hammer besteht, und bei seinem Her-
abfallen ein verhältnifsmäfsig um so stärkeres Geräusch macht, je höher er zuvor gehoben ist. Diese verschiedenen Höhen sind
nun an dem Brett, worin der Hammer mit
seinem Ende articulirt, durch Grade bezeichnet und können daher zur Bestimmung der
Stärke des Gehörs dienen.

5) Rheumatismus und Gicht, sobald sie
local und asthenischer Art sind, qualifici-
ren sich zur Application der galvanischen
Electricität. Hrn. Ober-Stabs-Chirurgus Völ-
kers Beobachtung von ihrer guten Wirkung bei einem heftigen Rheumatismus

---

*) s. dess. angef. Schrift S. 64 Fig. 2.

des Oberarms *), Dr. Geigers glückliche
Anwendung derselben gegen die Gicht, so,
wie der nicht ganz zu leugnende Nutzen
der bekannten perkinsschen Nadeln, die
offenbar nur durch Electricität wirken
können, beweisen dies. Hofrath Marcus
stellte eine Person, die aufser der Amenorrhöe an einem chronischen Ischias litt,
durch Commotionen eines Electromotors
aus 100 Lagen in 12 Tagen völlig wieder
her, wobei sich auch zugleich die Menses
wieder einstellten. Dr. Geiger versichert
rheumatische Zahnschmerzen gehoben zu
haben. Rheumatische Zahnschmerzen an
zwei Personen hob ich plötzlich, indem ich
den cariösen Zahn, von dem die Zahnschmerzen entstanden, mit einem starken
Electromotor in Verbindung brachte, und
einige heftige Commotionen hindurch leitete, wiewohl das Aufhören der Schmerzen
nur palliativ war.

6) Aphonie und Heiserkeit. Da wo
diese Fehler von organischen Verletzungen
z. B. Durchschneidung eines Nervi recur-
rentis u. dgl. entstanden sind, kann die
galvanische Electricität nichts fruchten,

---

*) s. Grapengiefsers Versuche S. 236.

wohl aber da, wo Stockungen in den Drüsen und vorzüglich Lähmungen der genannten Nerven und den Zungenmuskeln
zum Grunde liegen. Will man sich hiezu
einzelner Plattenpaare bedienen, so befestigt man sie an einen Halsband und bringt
sie durch einen Silberdrath in leitende
Verbindung, legt sie dann auf zwei excoriirten Stellen, über dem Lauf der Stimmnerven und befestigt den Halsband um
den Hals. Will man aber die Einwirkung verstärken, so bringt man die beiden
Conductoren des Electromotors an die erwähnten Stellen. Durch die erstere Methode gelang es Hrn. Dr. Grapengiefser temporelle Besserung hervorzubringen, die aber (wie Hr. Gr. versichert, auf
heftigen Aerger und Erkältung) plötzlich
wieder verschwand. Einige andere in der
Absicht Heiserkeit zu heben, hieselbst an-
gestellte Versuche sind fruchtlos gewesen.

7) Asthenische Geschwülste, welche
aus Mangel an Resorbtionskraft der benachbarten einsaugenden Gefäfse nicht zertheilt werden, können vermittelst dieses
Reitzes weggeschaft werden. Ein starkes

des Galvanisiren verschwinden *). Dr. Helwag verminderte dadurch eine nach scro-
phulösen Geschwüren zurückbleibende Ge-
schwulst am Fuſse. Eine andere Ge-
schwulst aber an der Hand, die wahrscheinlich mehr entzündlicher Art war,
und welche Hr. Dr. Jacobi mit der galvanischen Electricität behandelte, inflammir-
te sich und schwoll an, so daſs sie geöff-
net werden muſste. Auf Knochengeschwül-
ste nach Blattern schien Hrn. Grapengieſser die Einwirkung eines schwachen
Electromotors vorübergehende gute Wirkungen zu haben **), und Prof. Weber
heilte eine Kniegeschwulst, die nach der
Gelbsucht entstanden und mit Schwinden
des Fuſses begleitet war, durch zomalige
Anwendung des Electromotors gänzlich ***).
Auf Oedem und Wassersucht könnte die
galvanische Electricität gute Wirkungen
haben. In zwei Fällen von Oedema pe-
dum aber schien die Wirkung eines ziem-

---

*) Diese Kur verrichtete an sich selbst ein in mei-
ner Nachbarschaft wohnender Nadlermeister Hr. Kruger, der sich auch durch seinen selbst verfertigten
Electromotor von einer beträchtlichen Schweihotig-
keit heilte, und mehrere andere Personen mit Nutzen
galvanisirte.
  **) s. dess. Versuche S. 143.
  ***) Der Galvanismus, eine Zeitschr. 3. H. S. 160.

lich starken Electromotors nicht durchzu-
dringen, und zu scarificiren oder Blasenpflaster zu legen, dürfte ich in jenen Fällen aus Furcht vor Brand nicht wagen.

8) Der Tripperausfluſs wird, wenn er
nicht durch einen hohen Grad der Ent-
zündung zurückgehalten wird, sondern blos
mit Schwäche der secernirenden Gefäſse
verbunden ist, durch die Einwirkung des
Electromotors auf die innere Fläche der
Harnröhre verstärkt. Ein hieselbst sich
aufhaltender Liebhaber der Physik, der
sich in einem Falle erwähnter Art befand,
stellte diesen Versuch mit dem angegebenen Erfolge an sich selbst an. Auch Hr.
Dr. Martens sah dergleichen Fälle *).

9) Empfohlen hat man auch die galvanische
Electricität als ein Mittel gegen den Bla-
senstein. Der französische Arzt Bouvier Desmörtiers versicherte, einen
Stein von einem Gran durch die Einwirkung der galvanischen Electricität in 14
Stunden gänzlich aufgelöſst zu haben. Ein
anderer gleichfalls harter Stein von 5 Gran
soll in eben soviel Zeit ⅟₇ seines Gewichts
verlohren haben. Auch versichert er selbst

*) Parad. III Heft.

den Galvanismus auf einen Stein in der
Blase angewandt zu haben *), auf welche
Art aber? giebt er nicht an. Es läfst sich
auch schwerlich eine so unmittelbare Application der Conductoren eines Electromotors auf einen Stein in der Blase gedenken, als zur Auflösung desselben nöthig wäre. Ich selbst hätte gern diejenigen Blasensteine, deren ich sehr verschiedene Arten, an Härte, Gewicht u. s. w. in
meiner Präparaatensammlung besitze, auf-
geopfert, um vielleicht einen Weg zur
leichtern Heilung dieser schrecklichen
Krankheit zu entdecken. Allein wie sehr
ward meine Erwartung hierin durchgängig
getäuscht. Ich beschäftigte mich im September und October 1801 fortdauernd mit
diesen Versuchen, indem ich alle Arten
von Blasensteinen nach einander in die
mit Wasser gefüllte Zersetzungsröhre (fig.
1. f.) brachte und die Dräthe eines
Electromotors von 100 Lagen 24 Stunden
so darauf wirken liefs, dafs eine beständig
fortdauernde starke Gasentwickelung er-

**) Inhalt eines Briefes von Bouvier Desmortiers
an B. Jauffiet Secret. der Gesellsch. der Menschen-
beobachter im hamb. Correspondenten no. 123. vom
4ten August 1801. 1.

folgte. Allein nie fand ich eine Abnahme
des Gewichts. Vielmehr hatten die lockern
und porösen Steine so viel Wasser einge-
sogen, dafs sie am Gewichte zugenommen
hatten. Dieselben Resultate finde ich in
Hrn. Martens Aufsatz (a. a. O.)

10) Endlich hat Dr. Laubender in Wur-
zen die galvanische Electricität sogar in
der knotigen Lungenschwindsucht angewandt. Es verleitete ihn hiezu der Ge-
danke, dafs der Knotenerzeugung in der
Lunge indirecte Schwäche zum Grunde
liege. Der Patient war 30 Jahr alt und
litt $1\frac{1}{4}$ Jahr an der knotigen Lungensucht.
Alle Mittel zur Ausheilung der vorhande-
nen Knoten und zur Verhinderung neuer
waren vergeblich. Kaum war die galvanische Electricität 4 bis 6mal angewandt,
so gieng ein Knoten nach dem andern auf
und der lästige Husten war nun auf einmal gedämpft. (Allgem. medic. Annalen
Septbr. 1802.) Ob dieser Erfolg bei fortgesetz-
tem Galvanisiren und in mehreren Fällen
von Lungensucht immer derselbe seyn
werde? das läfst mich meine individuelle
Ueberzeugung sehr bezweifeln.

Schliefslich mufs ich noch einiger Ideen
über die Natur der galvanischen Thätigkeit

und über die Anwendung derselben in Krankheiten vom Hrn. Dr. Tittmann *) erwähnen, die, wenn sie auch in Rücksicht auf die erstern nicht neu sind, doch in Ansehung der letztern die Aufmerksamkeit derjenigen verdienen, welche eine rationelle Anwendung der galvanischen Electricität auf den menschlichen Organismus in dynamischen Krankheiten interessirt. Diesen Ideen zufolge ist der Galvanismus keineswegs Effect eines eigenen Wesens, sondern vielmehr das Product der Mischung anderer, ganz verschiedener Materien. Diese Materien sind die die Wärme, den Sauerstoff nnd den Wasserstoff erzeugenden Principe, die in der ganzen Natur verbreitet sind, alle Körper durchdringen können, und nur dann wirksam und unsern Sinnen darstellbar werden, wenn sie unter den erforderlichen Bedingungen mit andern dazu geeigneten Stoffen eine innige Verbindung eingehen, und wenn sie aus ihrem gebundenen Zustande befreit, in Bewegung gesetzt werden. Die Construction der voltaischen Säule aus dreien möglichst heterogenen Körpern ist dazu geeignet, eine grofse Menge jener die Wärme, den Sauerstoff und den Wasserstoff erzeugenden Principe, theils aus den

*) s. Allgemeine medicinische Annalen 1802 September 641 fig.

heterogenen Körpern selbst zu entwickeln,
theils aus der Luft an sich zu ziehen. Eine
construirte, voltaische Säule ist' also 'als mit
diesen freien Princípien angefüllt zu betrachten, die sich nicht mit ihren übrigen Substraten verbinden und ihre Producte, (die
Wärme, den Sauerstoff und Wasserstoff) liefern können, so lange die Säule aufser Verbindung mit den letztern Substraten bleibt.
Aus dem Zinkpole strömen bei der Einwirkung der voltáischen Säule auf andere Körper, die die Wärme und den Sauerstoff erzeugenden Principe innig mit einander gemischt aus, aus dem andern entgegengesetzten Pole aber die die Wärme und den Wasserstoff erzeugenden Principe. Daher erzeugt
das aus dem Zinkpole ausströmende Fluidum
Wärme und Sauerstoff, das aus dem Kupfer-
pole hingegen Wärme und Wasserstoff. Kei-
nes dieser beiden Principien kann aber allein
aus seinem Pole ausströmen, wenn das andere es aus seinem Pole wegen Abwesenheit
der Bedingungen nicht auch kann. Diese
Neigung der Principe vereinigt zu bleiben
oder wenigstens zugleich thätig zu seyn,
macht es auch nothwendig, dafs die berührenden Körper gewissermafsen ein Continuum
ausmachen. — Das Wasser bestehe aus den
Substraten der den Wasserstoff und den

Sauerstoff erzeugenden Principe, welche, wenn sie auf diese Substrate einwirken, Wasserstoff und Sauerstoff nothwendig hervorbringen müssen. Daher giebt jeder einzelne, der aus den beiderseitigen Polen der voltaischen Säule ausströmenden Principe mit dem Wasser, dem Substrate beider, respective Sauerstoff oder Wasserstoff. Der zugleich mit ausströmende Wärme erzeugende Stoff verwandelt die erzeugten Stoffe in Gase. Daraus läfst sich erklaren, warum nur da, wo Feuchtigkeiten befindlich sind, Wasserstoff und Sauerstoff erzeugt werden können. — Bei der Einwirkung des Galvanismus auf den thierischen Körper bringe das aus dem einen pole ausströmende Sauerstofferzeugende Princip in den Flüssigkeiten des Organs, in welches es einströmt, Sauerstoff, das aus dem andern Pole ausströmende Wasserstofferzeugende Princip hingegen Wasserstoff hervor; letzterer vereinige sich aber im nämlichen Augenblick mit dem in den Organen befindlichen Stickstoffe und bilde Ammonium. Der mit beiden Principen zugleich ausströmende Wärmeerzeugende Stoff beschleunige nicht nur die Erregungsprocesse in den Organen, sondern er wirke auch zugleich als ein kräftiger Reitz auf die festen Theile des thierischen Körpers. Von Humbolds Er-

fahrungen zufolge ist das Alkali das stärkste
Reitzmittel für die Nerven, der Sauerstoff
aber fur die Muskelfaser, ersteres erweckt
also die Sensibilität und letzterer die Irritabilität zu kraftigen Reactionen. Daher haben wir in dem Theile unsers Körpers, der
mit dem Leiter des Kupferpols berührt
wird, eine weit stärkere Empfindung als in
dem Theile, der mit dem Leiter des Zinkpols in Verbindung steht, in welchem dagegen heftigere Zusammenziehungen, stärke-
rer Andrang des Bluts und eine davon her-
rührende vermehrte Röthe bemerkt wird.
Der Galvanismus muſs also als heftiges Reizmittel wirken und ist entweder bei widernatürlich verminderter Empfindlichkeit oder
widernatürlich verminderter Reizbarkeit an-
gezeigt. Ist das erstere der Fall, so muſs
der Theorie gemäſs, der das Wasserstoff erzeugende Princip ausströmende Kupferpol zunächst auf den leidenden Theil angewandt
werden; ist hingegen letzteres der Fall, der
das Sauerstoff erzeugende Princip ausströmende Zinkpol. Liegt beides der Krankheit
zum Grunde, so müssen beide Pole, jedoch
zu verschiedenen Zeiten, angewendet werden. —
Sollte nun die hier vorgetragene Theorie
richtig seyn, so würde daraus folgen, daſs
alle die bisherigen Anwendungsarten der gal-

vanischen Electricität falsch sind, da es jedesmal auf die Natur der zu heilenden
Krankheit nothwendig ankömmt, ob man
den Zinkpol oder den Kupferpol, oder beide zugleich, jedoch zu verschiedenen Zeiten
anwenden muſs.

Abbildungen.

Fig. 1. Ein vollständiger voltaischer Electromotor zwischen 4 Glasstäben. a. b.) Die Ausladeplatten. c.) Das Brett zum Aufdrücken und Zusammenhalten der Säule. d. e.) Die Ausladedräthe f.) Die Zersetzungsflasche. g. g.) Conductoren.

Fig. 2. Cruikshanks Trogapparat.

Fig. 3. Helwags liegender Electromotor.

Fig. 4. Gilbert's Electromotor mit Schrauben.

Fig. 5. Dr. Oersteds Batterie.

Fig. 6. Zwei mit einander verbundene Electromotoren.

Fig. 7. Van Marums Batterie aus grofsen Platten und mehreren Säulen.

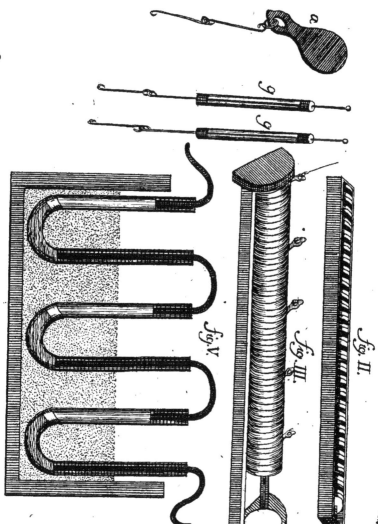

fig. VII.

fig. V.

fig. III.

fig. II.

VI.

c

a

g

g

der galva
engraved
spine & t

First edi
Berlin, w
scarce hi
medicine
of the di
    Very g
    Hirsch

Lightning Source UK Ltd.
Milton Keynes UK
UKHW020613201218
334296UK00006B/471/P